心力衰竭的现代治疗研究

宋秀萍 ◎ 主编

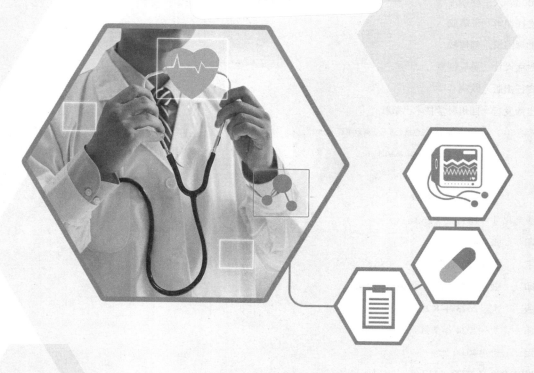

四川科学技术出版社

图书在版编目（CIP）数据

心力衰竭的现代治疗研究 / 宋秀萍主编 . -- 成都：
四川科学技术出版社 , 2023.8（2024.7 重印）

ISBN 978-7-5727-1117-6

Ⅰ . ①心… Ⅱ . ①宋… Ⅲ . ①心力衰竭—治疗 Ⅳ .
① R541.605

中国国家版本馆 CIP 数据核字（2023）第 148988 号

心力衰竭的现代治疗研究

XINLI SHUAIJIE DE XIANDAI ZHILIAO YANJIU

主　编　宋秀萍

出 品 人　程佳月
责任编辑　税萌成
助理编辑　刘倩枝
封面设计　星辰创意
责任出版　欧晓春
出版发行　四川科学技术出版社

　　　　成都市锦江区三色路 238 号　邮政编码 610023

　　　　官方微博 http://weibo.com/sckjcbs

　　　　官方微信公众号 sckjcbs

　　　　传真 028-86361756

成品尺寸　185 mm × 260 mm
印　　张　5.5
字　　数　110 千
印　　刷　三河市嵩川印刷有限公司
版　　次　2023 年 8 月第 1 版
印　　次　2024 年 7 月第 2 次印刷
定　　价　46.00 元
ISBN 978-7-5727-1117-6

邮　　购：成都市锦江区三色路 238 号新华之星 A 座 25 层　邮政编码：610023
电　　话：028-86361770

前　言

　　心力衰竭是由任何心脏结构或功能异常导致心室充盈和（或）射血能力受损，引起心室搏出血液降低而表现出的一种临床综合征。慢性心力衰竭亦是心血管疾病的终末期表现。心力衰竭具有发病率和患病率高，致死、致残率高及医疗花费高三大特点。目前，心力衰竭的患病率呈增高趋势，其病死率也不断升高，如不进行有效救治，则会致残或致死。与心力衰竭相关的医疗费用所占的比例也逐年增多，该病给患者家庭乃至整个社会都带来了巨大的精神和经济负担。

　　心力衰竭是严重威胁人类健康的公共和社会的重大问题，也是当今心血管领域面临的重大挑战，因此国内外多个国家都将心力衰竭研究列为21世纪重点课题之一。

　　20世纪80年代以来，血管紧张素转化酶抑制剂（ACEI）、β受体阻滞剂、血管紧张素Ⅱ受体拮抗剂和螺内酯在心力衰竭治疗中的应用，不仅在血流动力学的基础上改善了症状，而且还在生物学的基础上延缓和逆转了疾病进展，大大提高了患者的生活质量，降低了病死率。即便如此，心力衰竭仍然位居心血管疾病死亡原因之首。2010年以来，一些新药如沙库巴曲缬沙坦钠、伊伐布雷定等对心力衰竭的疗效得到肯定。在非药物治疗方面，心脏起搏治疗方兴未艾；对于晚期心力衰竭，短期和中长期心室辅助装置的发展也非常迅速；细胞治疗等生物治疗方法也在逐渐走向成熟。此外，心脏康复评估与治疗技术也有了重大突破。

　　笔者参阅国内外大量文献，以循证医学为依据，以心力衰竭诊治指南为指导，遵循"系统、全面、纳新、统一"原则，并结合自身实践经验，从多角度、多层面、全方位、广范围进行全面展现，力求立论精辟，内容广泛，观点新颖，结构完整，条理清晰，行文流畅，面向临床，突出实用。本书是一部学术价值较高、实用性较强的参考书。

CONTENTS 目录

第一章 心力衰竭的药物治疗

近年来，大量的临床研究表明，纠正血流动力学异常、缓解症状的短期治疗并不能改善心力衰竭患者的长期预后，也不能真正达到降低病死率的效果。目前慢性心力衰竭的治疗已经从过去的短期血流动力学／药理学治疗措施转变为长期的、修复性的治疗策略，治疗目标不仅是改善症状，提高生活质量，还要针对心肌重构的机制，防止和延缓心肌重构的发展，从而降低心力衰竭的病死率和住院率。

第一节 心力衰竭药物治疗的基本原则

根据射血分数（EF）的不同，心力衰竭可分为 EF 降低心力衰竭（HFrEF）和 EF 保留心力衰竭（HFpEF）。随着对心力衰竭病理生理机制的深入认识，HFrEF 的药物治疗已经取得了显著进步，治疗重点为纠正神经体液机制的异常激活，延缓和逆转心室重塑，以期取得纠正血流动力学异常、改善症状的效果，同时取得改善生物学预后的效果。HFpEF 的病理生理机制和 HFrEF 不同，因 HFpEF 涵盖人群的异质性及其病理生理机制的复杂性与多样性，导致对 HFpEF 的临床研究、诊断和治疗手段充满了极大挑战。目前对于 HFpEF 患者，无论是药物治疗还是器械治疗，均缺少确切有效的改善临床预后的循证医学证据，因此，进一步研究 HFpEF 患者的病理生理机制显得尤为重要。病理生理机制的深入研究，可以揭示疾病的阶段，为改善症状及预后提供理论基础。将来的治疗方案可能需要更多地针对疾病发展的具体阶段或者特定的亚群进行。随着诊断方法的不断更新及病理生理机制研究的不断深入，相信 HFpEF 的治疗会更加有效。目前 HFpEF 的治疗主要采取针对症状、并存疾病及危险因素的综合性治疗，同时也在积极探索能够改善预后的药物。

第二节 利尿剂治疗

利尿剂从 20 世纪 40 年代开始应用于心力衰竭的治疗，至今仍是急、慢性心力衰竭标准治疗方案中必不可少的药物。利尿剂直接或间接作用于肾脏，抑制钠、水重吸收，降低前负荷，从而减轻心力衰竭时的水钠潴留症状。在利尿剂开始使用后数天内就可降低颈静脉压，减轻肺淤血、腹水、外周水肿，并改善心功能和运动耐量。与其他治疗心力衰竭的药物相比，利尿剂是迅速缓解心力衰竭急性发作症状的首选药物，也是其他心力衰竭治疗措施取得成功的基础。试图用 ACEI 类药物替代利尿剂的试验皆会导致肺和外周淤血。这表明，对于有体液潴留的心力衰竭患者，利尿剂是唯一能充分控制和有效消除体液潴留的药物。

合理使用利尿剂是其他治疗心力衰竭的药物取得较好疗效的关键因素之一。若利尿剂用量不足造成体液潴留，会降低机体对 ACEI 类药物的反应等；大剂量使用利尿剂则会导致血容量不足，引发低血压、肾功能不全和电解质紊乱等。所有这些均充分说明，恰当使用利尿剂应被看作各种有效治疗心力衰竭措施的基础。

一、利尿剂的分类

常用的利尿剂有袢利尿剂、噻嗪类利尿剂和保钾利尿剂，此外，还有碳酸酐酶抑制剂、血管加压素 V_2 受体拮抗剂。

（一）袢利尿剂

袢利尿剂的主要作用部位在髓袢升支粗段，其可选择性抑制氯化钠（NaCl）的重吸收。常用药物有呋塞米、依他尼酸、布美他尼。这 3 种药物的化学结构各不相同，依他尼酸是一种苯氧基乙酸衍生物，呋塞米和布美他尼与碳酸酐酶抑制剂一样是一种磺胺衍生物，临床上应用的另一个药物——托拉塞米是它们的活性代谢物，其半衰期比它的原形药长。临床上对于有明显体液潴留或伴有肾功能受损的患者首选袢利尿剂，如呋塞米或托拉塞米。

袢利尿剂的不良反应主要包括：①水与电解质紊乱，常为过度使用袢利尿剂引起，表现为低血容量、低血钾、低血钠、低血氯，长期应用还可引起低血镁。其中低血钾的症状为恶心、呕吐、腹胀、肌无力及心律失常等，严重时可引起心肌、骨骼肌及肾小管的器质性损伤及肝性脑病等。②高尿酸血症，主要由利尿后血容量降低，细胞外液容积减少，使尿酸经近曲小管的重吸收增加所致，另一原因是袢利尿剂和尿酸经有机酸分泌途径排出时相互竞争。长期用药时多数患者可出现高尿酸血症，但临床痛风的发生率较低。③胃肠道反应，表现为恶心、呕吐、上腹部不适，大剂量使用时还可出现胃肠道出血。④耳毒性，呈现剂量依赖性，表现为眩晕、耳鸣、听力减退和暂时性耳聋，严重者可出现永久性耳聋。

（二）噻嗪类利尿剂

人们在研究和开发更有效的碳酸酐酶抑制剂时，发现了噻嗪类利尿剂，但碳酸酐酶抑制剂主要增加碳酸氢钠（$NaHCO_3$）的排泄，噻嗪类利尿剂则主要促进 NaCl 的排泄。虽然部分噻嗪类利尿剂仍然保留了部分碳酸酐酶抑制剂的活性，但这并不是它们产生利尿作用的主要机制。噻嗪类利尿剂仅适用于有轻度体液潴留、伴有高血压和肾功能正常的心力衰竭患者。

噻嗪类利尿剂的主要不良反应包括：①电解质紊乱，如低血钾、低血镁、低血氯等。②高尿酸血症，因此痛风患者慎用。③代谢变化，可导致高血糖症、高脂血症，与剂量有关，是大剂量长期应用此类利尿剂的不良反应。其中，该利尿剂引起糖代谢变化的机制是使胰岛素的分泌受抑制，组织利用葡萄糖减少，致使血糖升高。④过敏反应，本类药物为磺胺类药物，与磺胺类药物有交叉过敏反应，可见皮疹、皮炎等，偶见严重过敏反应如溶血性贫血、血小板减少、坏死性胰腺炎等。

（三）保钾利尿剂

保钾利尿剂主要在集合管和远曲小管产生拮抗醛固酮的作用，主要通过直接拮抗醛固酮受体（如螺内酯），或通过抑制管腔膜上的 Na^+ 通道（如氨苯蝶啶和阿米洛利）而起作用，属低效能利尿剂。

1. 氨苯蝶啶和阿米洛利

氨苯蝶啶和阿米洛利主要通过抑制管腔膜上的 Na^+ 通道而起作用。两者虽化学结构不同，却有相同的药理作用。

氨苯蝶啶和阿米洛利的不良反应主要为高钾血症，肾功能不全、糖尿病及有高钾血症倾向者禁用。此外，氨苯蝶啶还抑制二氢叶酸还原酶，引起叶酸缺乏。肝硬化患者服用此药可发生巨幼细胞贫血，偶可引起高敏反应及形成肾结石。

2. 螺内酯

螺内酯化学结构与醛固酮相似，具有醛固酮拮抗的作用。醛固酮从肾上腺皮质释放后，能进入远曲小管细胞，并与盐皮质激素的胞质受体结合成醛固酮－受体复合物，然后进入细胞核，并诱导特异 DNA 的转录、翻译，产生醛固酮诱导蛋白，进而调控 Na^+、K^+ 转运。螺内酯及其代谢产物坎利酮结构与醛固酮相似，结合到胞质中的盐皮质激素受体，阻止醛固酮－受体复合物的核转位，最终阻碍醛固酮诱导蛋白的合成，而产生拮抗醛固酮的作用。另外，该药也能干扰细胞内醛固酮活性代谢物的形成，影响醛固酮作用的充分发挥，表现出排 Na^+ 保 K^+ 的作用。

螺内酯的主要不良反应包括：久用可引起高血钾，尤其在肾功能不全时，故肾功能不全者禁用；此外，还有性激素样不良反应，可引起男性乳房女性化和性功能障碍。

3. 依普利酮

依普利酮是一种新型选择性醛固酮受体拮抗剂。依普利酮对醛固酮受体比对类固醇受体有更多选择性，它对醛固酮受体具有较高的选择性，而对雄激素和孕酮受体的亲和性较低。依普利酮没有与螺内酯有关的性激素样不良反应。在应用 ACEI 的基础上加用依普利酮治疗心肌梗死后左心功能不全，可降低患者病死率。

（四）碳酸酐酶抑制剂

碳酸酐酶抑制剂是现代利尿剂发展的先驱，是磺胺衍生物。乙酰唑胺是碳酸酐酶抑制剂的原形药，乙酰唑胺通过抑制碳酸酐酶的活性而抑制 HCO_3^- 的重吸收，在治疗量时乙酰唑胺抑制近曲小管约 85% 的 HCO_3^- 的重吸收，由于 Na^+ 在近曲小管可与 HCO_3^- 结合后排出，近曲小管 Na^+ 重吸收会减少，水的重吸收减少。但集合管的 Na^+ 重吸收会大大增加，使 K^+ 的分泌相应增多（Na^+–K^+ 交换增多）。因而碳酸酐酶抑制剂主要造成尿中 HCO_3^-、K^+ 和水的排出增多。由于新利尿剂的不断涌现，加之该药利尿作用较弱，故现在很少作为利尿剂使用。

（五）血管加压素 V_2 受体拮抗剂

1. 托伐普坦

托伐普坦可广泛应用于慢性心力衰竭的治疗，且有仅排水不排 Na^+ 的特点，对心力衰竭伴顽固性水肿或低钠血症者疗效更显著。推荐用于充血性心力衰竭、常规利尿剂治疗效果不佳、有低钠血症或有肾功能损害倾向的患者，可显著改善充血相关症状，且无明显短期和长期不良反应。

2. 利希普坦

利希普坦是非肽类选择性 V_2 受体拮抗剂，对 V_2 受体的亲和力是 V_1 受体的 100 倍。利希普坦不增加尿钠排泄，不影响肾功能。利希普坦对尿渗透压的影响呈剂量依赖性，对血浆肾素、去甲肾上腺素、醛固酮、心房钠尿肽和内皮素的水平影响不大。利希普坦不会引起严重的不良反应。

3. 考尼伐坦

考尼伐坦是非肽类 V_1、V_2 受体双重拮抗剂，对大鼠和人类的血管加压素 V_1 和 V_2 受体表现出了相当高的亲和力，用于治疗低钠血症和急性失代偿性心力衰竭。考尼伐坦可使心力衰竭患者尿量增加，产生良好的血流动力学改变，并不影响血压和心率。

二、临床应用原则

（一）适应证

慢性心力衰竭急性发作和明显体液潴留患者。

（二）起始与维持剂量

通常从小剂量开始，如起始剂量分别为呋塞米 20 mg/d、托拉塞米 10 mg/d、氢氯噻嗪 25 mg/d（一般为口服给药，重者静脉滴注或静脉注射），并逐渐增加剂量直至尿量增加，体重每日减轻 0.5 ~ 1.0 kg。一旦病情控制（肺部啰音消失、水肿消退、体重稳定），即以当下有效剂量长期维持。在长期维持期间，仍应根据体液潴留的状况随时调整剂量。每日体重的变化是最可靠的检测利尿剂效果和调整利尿剂剂量的指标。在利尿剂治疗的同时，应适当限制钠盐的摄入量。

（三）联合用药

当患者已经被给予了最大剂量或接近最大剂量的袢利尿剂，仍然不能取得良好的利尿效果时，应考虑给予不同种类的利尿剂联合应用。如增加一种作用于远曲小管近端的利尿剂，效果较好，如噻嗪类利尿剂，其最常作为袢利尿剂的搭档药物。

（四）利尿剂反应不佳或者利尿剂抵抗

轻度心力衰竭患者使用小剂量利尿剂反应多良好，但随着心力衰竭的进展，利尿剂反应会逐渐不佳。心力衰竭进展和恶化时常需加大利尿剂剂量，最终导致大剂量也无反应，即出现利尿剂抵抗。此时可尝试以下方法：①静脉推注联合持续静脉滴注，经静脉持续和多次应用可以避免因为利尿剂浓度下降引起的水钠重吸收。②多种利尿剂联合使用，临床研究表明，低剂量利尿剂联合应用，其疗效优于单一利尿剂的大剂量应用，且不良反应更少。但联合使用利尿剂仅适合短期应用，且需要更严密的监测，以避免出现低钾血症、肾功能不全和低血容量。也可加用新型利尿剂，如托伐普坦。③应用增加肾血流量的药物，如小剂量多巴胺，以改善利尿效果和肾功能，提高肾灌注（Ⅱb 类推荐，B 级证据）。④纠正酸中毒、低血钠、低血钾等，尤其注意纠正低血容量。

第三节　β受体阻滞剂治疗

β受体阻滞剂是一种强效负性肌力药，以往一直被禁用于心力衰竭的治疗。临床试验表明，该药在治疗心力衰竭的初期会明显抑制心功能，使左室射血分数（LVEF）降低；治疗 ≥ 3 个月时，则能够改善心功能，使 LVEF 增加；治疗 4 ~ 12 个月时，能降低心肌重量和心室容量、改善心室形状，提示心肌重构延缓或逆转；长期治疗能改善临床情况和左室功能，降低病死率。

一、作用机制

β受体阻滞剂能选择性地与β肾上腺素受体结合，从而拮抗神经递质和儿茶酚胺对β受体的激动作用。β肾上腺素受体分为 3 型：β_1 受体、β_2 受体、β_3 受体。β_1 受体主要分布于心脏，占β肾上腺素受体总量的 75% ~ 80%，与心肌收缩力和速率的增加及房室传导速率有关。β_2 受体主要分布于支气管平滑肌、血管平滑肌和心肌等，与血管、支气管、胃肠道等的平滑肌松弛有关，还与糖原分解及胰岛素、胰高血糖素的分泌有关。β_3 受体主要分布于脂肪组织，与能量代谢密切相关。

β受体阻滞剂的作用机制目前尚不完全清楚，可能与以下有关：①降低交感神经过度兴奋，降低心率，延长心室充盈期，降低心肌氧耗量，增加心肌血流灌注，恢复心肌舒张及收缩功能的协调性。②阻断儿茶酚胺类似物，增强心肌对儿茶酚胺的反应性，增强心肌收缩力。③抑制交感神经系统及肾素 – 血管紧张素 – 醛固酮系统（RAAS）的过度激活，抑制心肌及血管平滑肌细胞膜上的环磷酸腺苷（cAMP），防止细胞膜内 Ca^{2+} 超载，阻断神经体液激活与心肌重塑之间的恶性循环，逆转和减慢慢性心力衰竭患者的心肌肥厚、心肌重塑及心肌纤维化，延缓慢性心力衰竭的进展。④提高心室颤动阈值，降低心室颤动的发生率，从而减少心脏性猝死发生的风险。⑤可使升高的鸟苷酸结合蛋白恢复正常，提高高能磷酸化合物的生成率，增加心肌细胞收缩功能。⑥服用 ACEI 后可抑制血管紧张素Ⅱ（Ang Ⅱ）的形成，同时使肾素积累，会导致血管紧张素Ⅰ（Ang Ⅰ）水平升高，过多的 Ang Ⅰ 可激活 Ang Ⅱ 的生成，而β受体阻滞剂具有肾素后抑制作用，即可抑制肾素积累效应，从而可降低 Ang Ⅰ 和 Ang Ⅱ 水平。⑦卡维地洛等兼有α受体阻断效应和抗氧自由基等作用，长期应用可降低心力衰竭患者病死率，提高生存率。

二、临床应用原则

（一）适应证

慢性心力衰竭；结构性心脏病；LVEF 下降的无症状心力衰竭患者，无论有无心肌梗死（MI），均可应用，有助于防治心力衰竭；有症状或曾经有症状的心功能Ⅱ ~ Ⅲ级、LVEF 下降（< 40%）、病情稳定的慢性心力衰竭患者；心功能Ⅳ级的患者，待病情稳定、4 日内未经静脉用药、无体液潴留且体重稳定后，可在严密监护下使用。

除用于心力衰竭治疗外，还可用于：①治疗各种原因所致的心律失常。②治疗高血压所致左心室肥厚。③治疗心绞痛，也可用于心肌梗死的治疗，以降低梗死后猝死率及复发率。④治疗肥厚型心肌病。

（二）禁忌证

支气管痉挛性疾病；显著心动过缓（心率≤55次/分）；症状性低血压；二度及以上房室传导阻滞；指端循环障碍；有明显体液潴留、需大量利尿的心力衰竭患者暂时不能使用，应先利尿，达到干体重后再开始应用。

（三）应用方法

1.β受体阻滞剂的分类

β受体阻滞剂分为：①非选择性β受体阻滞剂，如普萘洛尔、纳多洛尔、噻吗洛尔及吲哚洛尔等。②选择性β受体阻滞剂，如美托洛尔、阿替洛尔、艾司洛尔及醋丁洛尔等。

2.起始与维持剂量

起始剂量宜小，一般为目标剂量的1/8，每隔2～4周可将剂量递增一次，滴定的剂量和过程需个体化。这样的用药方法是由β受体阻滞剂治疗心力衰竭时发挥的独特生物学效应所决定的，这种生物学效应需持续用药2～3月才逐渐产生。起始用药产生的药理作用是抑制心肌收缩力，诱发和加重心力衰竭，为避免这种作用，起始剂量须小，递增剂量须慢。另外，起始治疗时，β受体阻滞剂可引起液体潴留，需每日测体重，一旦出现体重增加，即应增加利尿剂的用量，直至恢复治疗前体重，再继续加量。

3.目标剂量的确定

β受体阻滞剂治疗心力衰竭的剂量并非按患者的治疗反应来确定，而是要达到事先设定的目标剂量。因此，应尽量达到临床试验推荐的目标剂量。心率是目前国际公认的β受体有效阻滞的指标，剂量滴定应以心率为准：清晨静息心率55～60次/分、不低于55次/分即为达到目标剂量或最大耐受剂量。一般不要超过临床试验的最大剂量：如琥珀酸美托洛尔缓释片200 mg，1次/日；酒石酸美托洛尔片50 mg，2次/日；比索洛尔10 mg，1次/日；卡维地洛25 mg，2次/日。

4.与血管紧张素转化酶抑制剂合用

①患者在应用β受体阻滞剂前，ACEI并不需要使用最高剂量，应以低、中剂量ACEI加β受体阻滞剂治疗，较单纯增加ACEI剂量者，其对改善症状及降低病死率更为有益。②关于β受体阻滞剂与ACEI的应用顺序，心功能不全用比索洛尔研究（CIBIS）Ⅲ试验比较了先应用比索洛尔或依那普利的效益，结果显示两组的疗效或安全性均相似。因此ACEI与β受体阻滞剂的应用顺序并不重要，关键是两者应尽早联合应用，才能产生最大的益处，发挥β受体阻滞剂降低患者猝死率的作用和两者的协同作用。

5.不良反应

应用早期若出现某些较轻的不良反应，一般不需停药，可延迟加量直至不良反应消失。

（1）低血压

一般出现在起始剂量治疗或增加剂量的24～48小时，通常无自觉症状，可自行消失。

（2）体液潴留和心力衰竭加重

用药期间若心力衰竭有轻度或中度加重，应加大利尿剂用量。若病情恶化，且与β受体阻滞剂应用或加量有关，宜暂时减量或退回至前一个阶段剂量。如病情恶化与β受体阻滞剂应用无关，则无须停药，应积极控制心力衰竭加重的诱因，并加强各种治疗措施。

（3）心动过缓或房室传导阻滞

如心率低于55次/分或房室传导阻滞，应减量甚至停药。

第四节　血管紧张素转化酶抑制剂治疗

因蛋白质表达、心肌细胞外基质过度纤维化和降解增加，从而表现为心肌重量、心室容量和心室形状的改变。当初始的心肌损伤以后，RAAS和交感神经系统兴奋性增高，多种内源性神经内分泌和体液因子如Ang Ⅱ、去甲肾上腺素、醛固酮、内皮素、血管升压素等被激活，其长期、慢性激活可促进心肌重塑，加重心肌损伤和心功能不全恶化，又进一步激活神经内分泌、体液因子等，从而形成恶性循环。因此，目前心力衰竭的治疗策略已从短期的血流动力学和药理学干预转变为长期的、修复性的治疗策略，阻断神经内分泌系统的过度激活及心肌重塑已成为心力衰竭治疗的关键。

如上所述，RAAS的激活在心力衰竭的发生、发展过程中发挥了重要的作用。其中肾素－血管紧张素系统（RAS）参与生理性血压调节机制，在血压的调控上作用尤为突出。它是由一系列肽类激素及相应酶所组成，包括3个部分，即血管紧张素原（AO）、肾素、血管紧张素转换酶（ACE），其生物活性物质是Ang Ⅱ。生理情况下，AO（由肝脏分泌）在肾素（由球旁复合体产生）的作用下形成Ang Ⅰ，Ang Ⅰ又在ACE（来源于内皮细胞，主要为肺内皮细胞）的作用下形成Ang Ⅱ。另外，除了通过ACE生成Ang Ⅱ外，组织蛋白酶G、组织型纤溶酶原激活物、糜蛋白酶等，均可使Ang Ⅰ或者AO直接转变为Ang Ⅱ。Ang Ⅱ与两种类型的特定受体结合，即Ang Ⅰ型受体（AT Ⅰ R）及Ang Ⅱ型受体（AT Ⅱ R），它们发挥着相反的作用。

Ang Ⅱ在全身各系统发挥重要作用。其在心脏方面的作用主要表现为：它可以导致心肌肥厚、左心室进行性扩大以及心肌间质的改变，所有这些作用共同导致渐进性左心室重塑和功能不良。ACEI属于神经内分泌抑制剂的一种，是通过竞争性抑制ACE，阻止Ang Ⅰ变成Ang Ⅱ而发挥作用的一类药物，从而减轻由Ang Ⅱ介导的一切作用。ACEI是第一类被证实能降低心力衰竭患者病死率的药物，是治疗心力衰竭的基石，也是唯一在美国心脏病学会及美国心脏协会（ACC/AHA）提出的新的心力衰竭分期中A、B、C、D 4个阶段都推荐应用并能有效降低病死率和住院率的药物。

ACEI对慢性心力衰竭可产生明显有益的临床作用：可降低总病死率16%～28%；降低因心力衰竭发作而再入院率；改善左心室功能，提高LVEF；缓解临床症状；提高运动耐量；防止或缓解慢性心力衰竭发生。无症状的左室收缩功能异常的患者同样获益于ACEI的治疗；早期联合应用ACEI及β受体阻滞剂（卡维地洛）可以改善心力衰竭合并左室收缩功能障碍患者的心室重塑，防止心室扩大的发展，无症状的心力衰竭患者同样适用。ACEI对轻、中、重度慢性心力衰竭均有效，包括不同病因所致的慢性心力衰竭患者。

一、适应证

主要包括：①所有慢性收缩性心力衰竭患者，包括无症状的左室收缩功能异常患者，心力衰竭 A、B、C、D 各期人群和心功能 Ⅰ、Ⅱ、Ⅲ、Ⅳ 级患者（LVEF ＜ 40%）都必须使用 ACEI，而且需要终身使用，除非有禁忌证或者不能耐受。②对目前尚无心脏结构和（或）功能异常，也无心力衰竭症状、体征，但有心力衰竭高危因素的患者（A 期人群），如冠状动脉粥样硬化性心脏病（简称冠心病）、糖尿病或高血压等患者，可考虑使用 ACEI 来预防心力衰竭。

二、禁忌证

少数几种情况下 ACEI 绝对禁忌使用：有血管性水肿病史（无论是自发的还是由于先前使用 ACEI 时出现的），有症状的低血压（收缩压 ≤ 90 mmHg[①]），高钾血症（血钾 ＞ 5.5 mmol/L），双侧肾动脉狭窄，血肌酐 ≥ 265.2 μmol/L，左室流出道梗阻（如主动脉瓣狭窄、梗阻性肥厚型心肌病），妊娠妇女等。

三、应用方法

（一）ACEI 的剂量

ACEI 应尽早开始使用，从小剂量开始（卡托普利 12.5 mg，3 次 / 日；依那普利 5 mg，1 次 / 日或分次给药），逐渐增加剂量，直至达到目标剂量，一般每隔 1 ～ 2 周剂量倍增 1 次。滴定剂量及过程需个体化。调整到合适剂量应终身维持使用，避免突然撤药。对于大多数慢性心力衰竭患者，在开始治疗的 1 周内应监测血压、肾功能和血钾浓度。心力衰竭常用 ACEI 类药物的剂量及用法见表 1-1。

表 1-1　心力衰竭常用 ACEI 类药物的剂量及用法

药物	起始剂量及用法		目标剂量及用法		肾功能衰竭时的剂量及用法	
卡托普利	12.50 mg	3 次 / 日	50.00 ～ 100.00 mg	3 次 / 日	6.25 ～ 12.50 mg	3 次 / 日
依那普利	2.50 mg	1 次 / 日	10.00 ～ 20.00 mg	1 次 / 日	2.50 ～ 20.00 mg	1 次 / 日
赖诺普利	2.50 mg	1 次 / 日	5.00 ～ 20.00 mg	1 次 / 日	2.50 ～ 10.00 mg	1 次 / 日
福辛普利	10.00 mg	1 次 / 日	20.00 ～ 40.00 mg	1 次 / 日	20.00 ～ 40.00 mg	1 次 / 日
喹那普利	5.00 mg	1 次 / 日	10.00 ～ 20.00 mg	2 次 / 日	2.50 ～ 5.00 mg	1 次 / 日
雷米普利	2.50 mg	1 次 / 日	5.00 ～ 10.00 mg	1 ～ 2 次 / 日	1.25 ～ 5.00 mg	1 次 / 日
群多普利	1.00 mg	1 次 / 日	4.00 ～ 8.00 mg	1 次 / 日	0.50 ～ 1.00 mg	1 次 / 日
贝那普利	2.50 mg	1 次 / 日	10.00 ～ 20.00 mg	1 次 / 日	2.50 ～ 10.00 mg	1 次 / 日

（二）与 β 受体阻滞剂联用

ACEI 和 β 受体阻滞剂在心力衰竭治疗中究竟该先使用哪一类目前仍存在争议。CIBIS Ⅲ 试验探讨了 β 受体阻滞剂与 ACEI 两类药物给药先后顺序对心力衰竭患者治疗的效果及副作用。研究发现，两组的疗效或安全性相似。CIBIS Ⅲ 试验亚组分析验证了 ACEI 与 β 受体阻滞

---

① 1 mmHg ≈ 0.133 kPa。

剂两者早期联合应用的重要性，未接受过 ACEI 或 β 受体阻滞剂治疗的心力衰竭患者单独使用这两种药物的治疗时间应小于 6 个月。事实上，在 ACEI 与 β 受体阻滞剂的应用上谁先谁后并不重要，两种药物联合使用才能得到最大益处。因此，对于大多数心力衰竭患者，没有必要改变目前 β 受体阻滞剂的使用顺序，β 受体阻滞剂也并不一定要等到 ACEI 剂量"达标"之后才开始使用，应用低、中等剂量 ACEI，以及尽早加用 β 受体阻滞剂，既可使患者病情稳定，又能早期发挥 β 受体阻滞剂降低患者猝死率的作用和两药的协同作用。

（三）与阿司匹林的相互作用

阿司匹林广泛用于治疗慢性心力衰竭，尤其是冠心病患者，在服用 ACEI 的同时服用阿司匹林，会抵消或削弱 ACEI 对预后的益处。这一现象可能是前列腺素介导的作用对 ACEI 重要性的反应，或者是因为两种药物有益作用有重叠。阿司匹林同时也干扰 ACEI 血管扩张作用的加强。对于非缺血性心肌病而没有动脉粥样硬化证据的患者，在没有使用阿司匹林的适应证时不应当使用阿司匹林。对于缺血性心脏病患者，应常规给予某种形式的抗血栓治疗，尤其是在心肌梗死后的最初几年。华法林是一个理想的替代物，因其伴随事件的发生率很低，包括所有原因导致的死亡和猝死以及非致命的心肌梗死。氯吡格雷是在减少心血管事件的发生方面和阿司匹林同样有效的抗血小板聚集药物，并且不干扰前列腺素的合成，可作为另一种选择。

四、不良反应

ACEI 的常见不良反应有两类：一类与 Ang Ⅱ 抑制有关，如低血压、肾功能恶化、高钾血症；另一类与缓激肽积聚有关，如咳嗽、血管性水肿等。

第五节　血管紧张素 Ⅱ 受体拮抗剂治疗

ACEI 可阻断 Ang Ⅰ 向 Ang Ⅱ 的转变，从而阻断 Ang Ⅱ 对心血管特别是心脏的不良影响。然而，ACEI 并不能完全抑制 RAS 的过度激活，尤其是组织中的 RAS，随着治疗时间的延长，组织 Ang Ⅱ 水平仍能显著升高，出现所谓的逃逸现象。这种现象的存在促使了更多 RAS 抑制药的研发，其中就包括血管紧张素 Ⅱ 受体拮抗剂（ARB）。ARB 可阻断 Ang Ⅱ 与血管紧张素 Ⅱ 1 型受体（AT1R）结合，从而阻断或改善因 AT1R 过度兴奋导致的诸多不良作用，如血管收缩、水钠潴留、组织增生、胶原沉淀、细胞坏死和凋亡等，这些都是在心力衰竭发生发展过程中起作用的因素。ARB 还可能通过加强 Ang Ⅱ 与血管紧张素 Ⅱ 2 型受体（AT2R）结合来发挥有益的效应。

与 ACEI 相比，有关 ARB 治疗慢性心力衰竭患者的临床试验要少许多，不过迄今为止，至少也有 20 项以安慰剂对照的随机临床试验（包括单独使用 ARB、ARB 与 ACEI 对照、在 ACEI 治疗基础上加用 ARB、在标准的 ACEI 与 β 受体阻滞剂治疗心力衰竭的基础上加用 ARB、不同剂量 ARB 之间相互对照），入选患者均为慢性收缩性心力衰竭患者，试验结果也不完全一致。尤其是坎地沙坦治疗心力衰竭对病死率和病残率降低的研究（CHARM）替代治疗试验、缬沙坦心力衰竭试验（Val-HeFT），以及 CHARM 联合用药试验等，已证实此类药物是有效的。这些大型临床试验得出了以下结论：①ARB 血流动力学方面的作用与 ACEI 相似，可以降低肺毛细血管楔压及肺动脉平均压，减小全身血管阻力，降低前负荷和增加心排血量。②在不使用 ACEI 治疗的慢性心力衰竭患者中，包括不能耐受 ACEI 的患者，其使用 ARB 时，ARB 在降低病死率和发病率方面与 ACEI 一样有效。③在有症状的慢性心力衰竭患者中，在使用 ACEI 的基础上加用 ARB，对降低病死率产生轻微有益的作用或者没有影响。④ACEI 和 ARB 联合使用可增加血流动力学效应和预防左室重塑。⑤在接受 ACEI 和 β 受体阻滞剂治疗的慢性患者亚群中，加用 ARB 可减少心力衰竭住院率和病死率。⑥对舒张功能不全的患者，使用坎地沙坦能降低因心力衰竭发作的再入院率。⑦HEAAL 研究证实，与 50 mg 氯沙坦相比，150 mg 氯沙坦能够进一步降低全因病死率及心力衰竭发作所致再住院率。该试验为慢性心力衰竭治疗中逐步增加 ARB 剂量以获得更好的临床效果提供了依据。⑧ARB 各种药物中，坎地沙坦和缬沙坦被证实可有效降低病死率和病残率的相关证据最为充分。⑨ARB 各种药物耐受性良好。

一、适应证

有心力衰竭高危因素的人群（A 期）：ARB 有助于预防心力衰竭的发生（Ⅱa 类推荐，C 级证据）。

已有心脏结构异常但从无心力衰竭临床表现者（B 期）：①心肌梗死后 LVEF 低但无心力衰竭症状者，如不能耐受 ACEI，可用 ARB（Ⅰ类推荐，B 级证据）。②对高血压伴有心肌肥厚者，ARB 有益（Ⅱa 类推荐，B 级证据）。③对 LVEF 下降而无心力衰竭症状的患者，如不能耐受 ACEI，可用 ARB（Ⅱa 类推荐，C 级证据）。

已有心脏结构异常且有心力衰竭症状的患者（C 期）：①ARB 可用于不能耐受 ACEI 的 LVEF 低下者，以降低病死率和并发症发生率（Ⅰ类推荐，A 级证据）。②对轻、中度心力衰竭且 LVEF 低下者，特别是因其他指征已用 ARB 者，ARB 可代替 ACEI 作为一线治疗药物（Ⅱa 类推荐，A 级证据）。③常规治疗后心力衰竭症状持续存在且 LVEF 低下者，可考虑加用 ARB（Ⅱa 或Ⅱb 类推荐，B 级证据）。

二、禁忌证

主要包括：①对 ARB 活性成分及任一赋形成分过敏者。②妊娠、可能妊娠及哺乳期妇女。③严重肝功能不全患者。④双侧肾动脉狭窄患者；严重肾功能不全患者（肌酐清除率 ≤ 30 mL/min）或血肌酐水平显著升高（血肌酐 ≥ 265.2 μmol/L）者。⑤儿童禁用。⑥胆道阻塞性疾病患者禁用替米沙坦。⑦严重血管性水肿。⑧高钾血症（血钾浓度 > 5.5 mmol/L）。⑨低血压（收缩压 ≤ 90 mmHg），经处理待血流动力学稳定后再决定是否应用。⑩左室流出道梗阻（如主动脉瓣狭窄、梗阻性肥厚型心肌病）。

三、应用方法

（一）小剂量起用

ARB 应从小剂量开始，在患者耐受的基础上逐步将剂量增至推荐剂量或可耐受的最大剂量。慢性心力衰竭常用的 ARB 类药物的剂量及用法见表 1-2。

表 1-2　慢性心力衰竭常用的 ARB 类药物的剂量及用法

药物	起始剂量及用法		目标剂量及用法	
坎地沙坦	4 mg	1 次 / 日	12 mg	1 次 / 日
缬沙坦	80 mg	1 次 / 日	160 mg	1 次 / 日
氯沙坦	25 ～ 50 mg	1 次 / 日	100 mg	1 次 / 日
厄贝沙坦	75 ～ 150 mg	1 次 / 日	300 mg	1 次 / 日
替米沙坦	40 mg	1 次 / 日	80 mg	1 次 / 日
奥美沙坦	20 mg	1 次 / 日	40 mg	1 次 / 日

（二）ARB 应用的注意事项

①有双侧或单侧肾动脉狭窄的患者，除非被认为是治疗必需，应尽量避免服用本药。②高钾血症患者尽量避免使用本药。此外，有肾功能障碍和不可控制的糖尿病，易发展为高钾血症，应密切注意血钾水平及血肌酐值。③ ARB 与保钾利尿剂、钾离子补充剂、含钾盐替代品或其他可升高血钾水平的药物（如肝素）合用可致血钾水平升高，因此，与本品合用应谨慎。④对于因使用强利尿剂治疗、限制食盐摄入、恶心或呕吐引起血容量不足或血钠水平过低的患者，服用本品后，特别是初次服用后，可能导致症状性低血压。因此，在使用本品之前，应先纠正低血钠和低血容量。

（三）不良反应

不良反应包括：①咳嗽，但其发生率较 ACEI 所致咳嗽低。②低血压，与其他降压药一样，ARB 可引起低血压，包括首剂低血压反应。③高钾血症，ARB 影响醛固酮的释放，可增高血钾浓度，因此不宜与保钾利尿剂合用。④肾功能恶化，对于严重心力衰竭、双肾动脉狭窄或大剂量使用利尿剂引起的血容量不足的患者，ARB 可引起暂时性肾功能恶化。⑤血管性水肿，ARB 可引起血管性水肿，其发生率较 ACEI 所致血管性水肿低，约 0.1%。

四、ACEI 与 ARB 的比较及合用问题

心力衰竭的试验研究表明，ACEI 改善心肌重塑的效应优于 ARB，可能与缓激肽水平增高有关。一些临床研究试验比较了 ACEI 与 ARB 的效应。以总病死率作为主要终点的氯沙坦心力衰竭研究（ELITE Ⅱ）试验和 OPTIMAAL 试验显示，氯沙坦均未被证明其改善心肌重塑的效应优于卡托普利。总之，现有临床试验表明 ARB 改善心肌重塑的效应不优于 ACEI。因此，ACEI 仍是治疗心力衰竭的首选药物。当患者不能耐受 ACEI 时，可用 ARB 代替（Ⅰ类推荐，A 级证据）。

关于 ACEI 加用 ARB 的问题，现有临床试验的结论并不一致。在 Val-HeFT 中,缬沙坦和 ACEI 合用不能降低病死率,但能使死亡和病残联合终点事件的发生率降低 13%。在 CHARM 联合用药试验中，坎地沙坦和 ACEI 合用使心血管病死率或心力衰竭恶化住院率降低 15%。在缬沙坦急性心肌梗死（VALIANT）试验中，缬沙坦与卡托普利合用的效益并不优于单用其中一种药物，而不良反应却增加。因此，ARB 是否能与 ACEI 合用以治疗心力衰竭，目前仍

有争议（Ⅱb 类推荐，B 级证据）。

第六节　醛固酮受体拮抗剂治疗

在 RAAS 中，醛固酮对心肌重塑，特别是对心肌细胞外基质促进纤维增生的不良影响是独立和叠加于 Ang Ⅱ 而作用的。衰竭心脏中心室醛固酮生成及活化增加，且与心力衰竭严重程度成正比。使用 ACEI 或 ARB 均可降低循环中醛固酮水平，然而长期应用 ACEI 后（3 个月以上），循环中醛固酮水平却不能保持稳定、持续地降低，即出现"醛固酮逃逸现象"。醛固酮受体拮抗剂即盐皮质激素受体拮抗剂（MRA），是目前国内外心力衰竭指南中 Ⅰ 类推荐级别药物，对于防止心肌纤维化与心室重塑，调节心力衰竭患者的神经内分泌系统，改善患者预后，降低慢性心力衰竭患者病死率具有重要意义。

一、适应证

适应证包括：已接受 ACEI/ARB 与 β 受体阻滞剂治疗而仍然持续存在心力衰竭症状（LVEF ≤ 35%、心功能 Ⅱ～Ⅲ 级）的患者（Ⅰ 类推荐，A 级证据）；急性心肌梗死（AMI）后、LVEF ≤ 40% 的患者；有心力衰竭症状或既往有糖尿病病史的患者也推荐使用 MRA（Ⅰ 类推荐，B 级证据）。

二、禁忌证

禁忌证主要包括：肾衰竭，即肾小球滤过率（GFR）< 30 mL/min；高钾血症，即血钾浓度 > 5.5 mmol/L；孕妇；无尿者。

以下情况慎用：肝、肾功能不全；低钠血症；酸中毒；乳房增大或月经失调。

三、应用方法

（一）药物选择

目前应用最广泛的醛固酮受体拮抗剂有螺内酯、依那普利和依普利酮。

1. 螺内酯

螺内酯为非选择性醛固酮受体拮抗剂，其化学结构与醛固酮类似，两者在肾脏远曲小管和集合管皮质部起竞争作用，因此螺内酯可干扰醛固酮对上述部位 Na^+ 的重吸收，促进 Na^+ 或 Cl^- 排出而产生利尿作用，同时使 K^+ 排出减少，故作为保钾利尿剂应用于临床。

2. 依那普利和依普利酮

依那普利为选择性醛固酮受体拮抗剂，与螺内酯相比，其对雄激素、糖皮质激素及孕激素受体的亲和力降低为 1/1000～1/100。因此，不会导致男性乳房发育的情况发生。与螺内酯相比，依普利酮与盐皮质激素受体的亲和力降低为 1/500～1/10，但药效却高出 2 倍左右。其口服吸收好，食物不影响其吸收。

（二）剂量选择

从小剂量开始，逐渐加量，尤其是螺内酯，不推荐大剂量应用。在临床使用过程中，应在评估患者基础肾功能情况的条件下调整药物用量并定期检测肾功能和血钾水平。当开始使用醛固酮受体拮抗剂时，需确认患者以下条件是否符合：心功能 Ⅱ～Ⅳ级；血钾浓度 ≤ 5.0 mmol/L；估算的肾小球滤过率（eGFR）> 30 mL/min。在实际临床应用中，用法宜更为保守，若血钾浓度 > 5.5 mmol/L，则应该停药至血钾水平正常。初始治疗或调整剂量后 72 小时和 1 周时均需检测血清肌酐和血钾水平，然后前 3 个月内每月检测 1 次，随后每 3～4 个月检测 1 次。如有并发症或出现其他可能影响血钾水平的情况，应随时检测。

四、不良反应与注意事项

（一）不良反应

醛固酮受体拮抗剂的不良反应主要包括：①男性乳房发育。螺内酯导致男性乳房发育的概率为 6.9%～10.0%。②性功能障碍和月经紊乱。

（二）注意事项

血钾浓度 > 5.0 mmol/L、肾功能受损者不宜应用。使用后定期检测血钾水平和肾功能，如血钾浓度 > 5.5 mmol/L，应减量或停用。合用保钾利尿剂或补钾盐后，可能导致肾衰竭和肝功能异常，必须定期检测血钾浓度。避免使用类固醇类药物和环氧化酶 –2 抑制剂，尤其是老年人。

第七节　洋地黄类正性肌力药物治疗

在治疗慢性心力衰竭的药物中，地高辛是唯一不增加患者远期病死率的口服正性肌力药物。如果根据血清药物浓度调整至合适的剂量，地高辛的不良反应很少。地高辛不降低血压、不影响肾功能和电解质，因此能和其他抗心力衰竭药物合用，如 ACEI 或 ARB、β 受体阻滞剂和醛固酮受体拮抗剂等。2013 年，美国心脏病学会基金会 / 美国心脏协会（ACCF/AHA）心力衰竭管理指南继续推荐地高辛应用于所有慢性与失代偿性收缩性心力衰竭患者（Ⅱa 类推荐，B 级证据）。

一、药理作用

（一）正性肌力作用

洋地黄类正性肌力药物通过抑制衰竭心肌细胞膜上的 Na^+–K^+–ATP 酶，使细胞内 Na^+ 水平升高，促进 Na^+ 与 Ca^{2+} 交换，提高心肌细胞内 Ca^{2+} 水平，从而发挥正性肌力作用。长期以来，人们对洋地黄类药物治疗心力衰竭的作用过分归因于其正性肌力作用。然而，近期研究发现，洋地黄类药物正性肌力作用并不强，目前认为其有益作用可能是通过降低神经内分泌系统的活性，即属于神经内分泌抑制剂范畴，从而发挥治疗心力衰竭的作用。洋地黄类药物的优点是长期用药不产生耐受性，故是正性肌力药物中唯一能保持 LVEF 持续增加，同时减轻症状，提高运动耐量的药物。

（二）对神经内分泌系统的影响

荷兰异波帕明多中心研究（DIMT）发现，洋地黄类正性肌力药物可抑制心力衰竭时神经内分泌系统的过度激活，降低交感神经兴奋性，增强迷走神经活性，并减少肾素和去甲肾上腺素的分泌。与其他正性肌力药物不同，洋地黄类正性肌力药物在增强心肌收缩力与减轻前负荷的同时，不增加心肌氧耗量。

（三）减慢心率作用

洋地黄类正性肌力药物能增加迷走神经活性，故可减慢窦性心率，延长房室结有效不应期，抑制房室传导，减慢心房颤动时的心室率。

（四）心肌电生理作用

洋地黄类正性肌力药物具有多种复杂的电生理作用：①通过兴奋迷走神经起到负性频率与负性传导作用。②应用洋地黄类药物后，心电图可出现特有的 T 波平坦甚至倒置，伴 ST 段压低（呈鱼钩状改变）。③由于洋地黄类药物的直接作用，中毒剂量可使浦肯野纤维自律性增强，引起室性期前收缩等各种室性心律失常。

（五）血流动力学效应

在收缩功能下降的窦性心律患者中，地高辛能改善左室功能，降低肺毛细血管楔压，从而增加静息和运动时的心排血量。地高辛尚能增强 ACEI 等降低后负荷药物改善血流动力学的效应。

（六）利尿作用

洋地黄类正性肌力药物可抑制肾小管 Na^+-K^+-ATP 酶，减少肾小管对 Na^+ 的重吸收，增加 Na^+ 向远曲小管的转移，导致肾脏分泌肾素减少，发挥利尿作用；也可改善心功能，增加心排血量的效应，以增加肾血流量和肾小球的滤过功能，使尿量增加。

（七）外周血管作用

洋地黄类正性肌力药物对心力衰竭患者交感神经活性降低的作用超过收缩血管的效应，因此能使血管阻力下降，心排血量增加。

（八）增加心房钠尿肽的分泌

由于压力负荷增加、牵拉机制激活而增加心房钠尿肽的分泌。因此能扩张血管、增加排钠等。

二、适应证

主要包括：①伴有快速室上性心律失常（尤其是心房颤动）的中、重度 HFrEF，且已使用利尿剂、ACEI（或 ARB）、β 受体阻滞剂，LVEF ≤ 45%，仍持续有症状的患者，如扩张型心肌病、二尖瓣病变、主动脉瓣病变、陈旧性心肌梗死、高血压心脏病、慢性瓣膜性心脏病、先天性心脏病。②急性左心衰竭（Ⅱa 类推荐，C 级证据）。但在实践中应根据不同病因采取不同对策，应强调的是，不是所有急性左心衰竭患者均适合使用洋地黄类药物。

三、禁忌证

绝对禁忌证包括：①洋地黄过敏或心室颤动。②显性预激综合征合并快速型心房扑动、心房颤动。③低钾、低钙、高钙引起的心律失常。④电转复前 24 小时内（应停用地高辛）。⑤洋地黄过量和中毒。

相对禁忌证包括：①梗阻性肥厚型心肌病。②具有窦性心律的单纯二尖瓣狭窄，由于左心房压力升高，使肺静脉压上升，而发生肺淤血、肺水肿。此时不宜使用洋地黄类药物，否则将加重肺水肿，而应使用减轻心脏前负荷的血管扩张药。③不伴有心力衰竭的窦性心动过速。④二度房室传导阻滞。⑤室性心动过速。⑥病态窦房结综合征。⑦三度房室传导阻滞。

四、用法和剂量

按药物作用的速度和起效时间分类，洋地黄类药物可分为三类：①速效类制剂。临床常用的有毛花苷 C 和毒毛花苷 K。主要用于治疗急性心力衰竭、慢性心力衰竭加重时、心力衰竭伴心律失常快速心室率时。②中效类制剂。临床常用的有地高辛，常用于治疗慢性心力衰竭。③慢效类制剂。临床常用的有洋地黄毒苷，用于治疗慢性心力衰竭。

地高辛可与神经激素拮抗药并用或在后者治疗后仍有症状时再加用地高辛，且接受联合药物治疗的心力衰竭患者不应撤除地高辛；对合并心房颤动的心力衰竭患者，常需联合使用地高辛和 β 受体阻滞剂，以有效控制心室率。

一般采用 0.125 ～ 0.250 mg/d 维持量疗法，老年人或肾功能受损者剂量减半。控制心房颤动时的快速心室率，剂量可增加为 0.375 ～ 0.500 mg/d。应严格监测地高辛中毒等不良反应及血药浓度。影响地高辛血药浓度的因素很多，包括地高辛的剂量，患者的年龄、体重、肾功能状态，应用利尿剂和（或）合用其他可改变地高辛血药浓度的药物（如胺碘酮）。因此，开医嘱时，应用地高辛时必须个体化，将上述因素考虑进去。

治疗心力衰竭时不需要负荷剂量，直接给予维持量。维持量的选择同样要考虑患者的年龄、体重和肾功能等因素。对肾功能正常的成年男性心力衰竭患者，推荐的地高辛初始剂量为 0.250 mg/d。老年心力衰竭患者、女性患者，合适的初始剂量为 0.125 mg/d。肾功能不全者对地高辛耐受性低，须用较小剂量。具有多种影响地高辛血药浓度因素的患者，也应该选择较低的初始剂量，如比常规剂量减少 25%～ 50%。心肌缺血会抑制 Na^+-K^+-ATP 酶的活性，增加心肌组织对地高辛的敏感性，使血清地高辛浓度升高，存在心肌缺血的患者应给予较低的初始剂量。与心房颤动患者用药不同，心力衰竭患者地高辛用量以调整血药浓度为 0.5 ～ 0.9 ng/mL 为宜。

五、洋地黄中毒

（一）洋地黄中毒的原因

对多数患者而言，洋地黄中毒并非由于洋地黄过量，而是由于患者对地高辛耐受性降低，对洋地黄敏感性增加所致。其主要原因有：①基础心脏病的类型和严重程度。弥散性心肌炎、广泛心肌缺血、重度心力衰竭时，即便应用正常量洋地黄，也易中毒。②电解质紊乱。低钾血症、低镁血症能使机体对洋地黄敏感性增高，易造成洋地黄中毒，高钙血症则会增加洋地黄毒性。

（二）洋地黄中毒的临床表现

1. 胃肠道症状

胃肠道症状为洋地黄中毒的早期症状，较常见，表现为食欲缺乏、恶心、呕吐、腹痛，甚至腹泻，其中食欲缺乏是洋地黄中毒的最早的表现，这些反应可在停药后数日内消失。

2. 中枢神经系统症状

中枢神经系统症状常见头晕、头痛、倦怠、失眠、忧郁及全身不适；10%～15%患者出现烦躁不安、易激动，甚至精神错乱、惊厥。视觉异常表现为视物模糊、畏光、复视、黄视及绿视、周围视野内光闪烁是洋地黄中毒的视觉症状。

3. 心脏中毒症状

心脏中毒症状常见为室性期前收缩、室性心动过速、非阵发性交界性心动过速、单源或多源性异位搏动、阵发性房性心动过速伴房室传导阻滞、窦性停搏、二度房室传导阻滞等。特征性洋地黄中毒性心律失常是：①非阵发性交界性心动过速。②房性心动过速伴房室传导阻滞。③房室分离。④应用洋地黄后出现的室性异位搏动。⑤双向性室性心动过速。

（三）洋地黄中毒的处理

（1）一旦高度怀疑或明确诊断为洋地黄中毒，应立即停用洋地黄类药物，一般轻度毒性反应，如胃肠道症状、中枢神经系统症状、一度房室传导阻滞、偶发室性期前收缩、窦性心动过缓均可自行缓解。

（2）立即停用排钾利尿剂。

（3）积极寻找并消除诱因，如有低钾、低镁者应立即口服或静脉滴注补钾和镁。一般主张即使血钾浓度不低，也应该补钾，因为血清钾不能真实反映细胞内缺钾。但对高钾血症、肾衰竭、缓慢性心律失常，尤其是高度房室传导阻滞，补钾应列为禁忌。

（4）快速室性心律失常者可用利多卡因 50～100 mg 加入 40 mL 5%葡萄糖液中，缓慢静脉注射，或苯妥英钠 1 mg/kg 加入葡萄糖液中缓慢静脉滴注，同时补充钾盐；禁用电复律。缓慢性心律失常者，如心室率不低于 40 次 / 分可以观察，过缓者可用阿托品 0.5～1.0 mg 静脉注射；异丙肾上腺素因易诱发室性心律失常而被禁用；伴发血流动力学障碍可植入临时起搏器。

（5）螯合剂使用依地酸二钠，可络合 Ca^{2+}，能减轻洋地黄中毒。

第八节　非洋地黄类正性肌力药物治疗

心力衰竭患者，其基本血流动力学变化是收缩障碍。尽管扩大的心脏也有一定程度的舒张功能障碍，但在静息或应激时不能维持足够的心排血量，是造成心力衰竭患者呼吸困难、水肿和疲劳的主要原因。应用能增强心室收缩功能的正性肌力药物是治疗急性和慢性心力衰竭的一种重要方法。

一、作用机制和应用指征

非洋地黄类正性肌力药物是指环磷酸腺苷（cAMP）依赖性正性肌力药物，包括β受体激动剂（如多巴胺、多巴酚丁胺）、磷酸二酯酶抑制剂（如米力农）、左西孟旦。适用于低心排血量综合征，如伴症状性低血压或心排血量降低伴循环淤血患者，可缓解组织低灌注所致的症状，保证重要脏器的血液供应。对血压较低、血管扩张药物及利尿剂不耐受或反应不佳患者尤其有效。

由于缺乏有效的证据并考虑到药物的毒性，对慢性心力衰竭患者即使在进行性加重阶段，也不主张长期间歇静脉滴注非洋地黄类正性肌力药物。对难治性终末期心力衰竭（D期）患者，可作为姑息疗法使用。对心脏移植前终末期心力衰竭，心脏手术后心肌抑制所致的急性心力衰竭患者，可短期应用3～5天。

需要注意的是，此类药物长期应用会增加心力衰竭患者的病死率，目前仅用于顽固性或急性心力衰竭患者的短期治疗，或反复间期性使用以改善患者的症状。

二、药物种类和用法

（一）多巴胺（Ⅱa类推荐，C级证据）

多巴胺具有α、β受体激动作用和多巴胺受体激动作用，其作用随应用剂量大小的不同而表现不同。小剂量[< 3 μg/（kg·min）]应用主要激活多巴胺D_1和多巴胺D_2受体，其中多巴胺D_1受体分布于肾脏、消化道、冠状动脉和脑血管的平滑肌上；主要作用为降低外周血管阻力，选择性扩张肾动脉，增加肾血流量和GFR，在利尿的同时扩张冠状动脉，增加脑血流量。大剂量[> 5 μg/（kg·min）]应用有正性肌力作用和血管收缩作用。多巴胺的应用个体差异较大，一般从小剂量起始，逐渐增加剂量，并在短期内应用。由于多巴胺可引起低氧血症，应检测动脉血氧饱和度，必要时给氧。

1. 适应证

多巴胺适用于：①急性心力衰竭伴低血压和低尿量，≤ 3 μg/（kg·min）静脉滴注。②急性心力衰竭伴低血压以发挥正性肌力作用，应以多巴胺> 3 μg/（kg·min）静脉滴注。③用于各种类型的休克，从1～5 μg/（kg·min）开始，严重休克者开始剂量为5 μg/（kg·min），根据病情可逐渐增加为5～10 μg/（kg·min），最大可达20 μg/（kg·min）。④用于晚期心力衰竭及顽固性心力衰竭，可与硝普钠合用；亦可用于AMI并发左心衰竭。用量从0.5～2.0 μg/（kg·min）开始，根据心率、血压、尿量、外周灌注情况、心力衰竭症状和体征、异位心律情况逐渐增加及调整剂量，直到出现满意的疗效为止。

2. 禁忌证

对本品及其他拟交感胺类药物高度敏感者禁用；嗜铬细胞瘤、快速性心律失常患者禁用。

3. 不良反应

剂量偏大时可出现心率增快、血压增高、心绞痛及心律失常等。其他不良反应有恶心、呕吐、头晕和头痛等。

（二）多巴酚丁胺（Ⅱa 类推荐，C 级证据）

1. 适应证

多巴酚丁胺为 β 受体激动剂。用于器质性心脏病时心肌收缩力下降引起的充血性心力衰竭，包括 AMI 或心脏手术后的心力衰竭。特别是对于 AMI 后所致的泵衰竭更有利，因为多巴酚丁胺具有较强的加强左室收缩功能的作用，且不增加心肌耗氧量。它对急性心力衰竭及感染性休克也有较好的疗效。

2. 禁忌证

对本品及其他拟交感胺类药物高度敏感者禁用；梗阻性肥厚型心肌病及严重的主动脉瓣狭窄患者禁用。

3. 用法

静脉滴注，于 1～2 分钟起效，10 分钟达高峰，作用持续数分钟。成人常用多巴酚丁胺 250 mg 加入 5% 葡萄糖液，或 5% 葡萄糖氯化钠液，或 0.9% 氯化钠溶液 250～500 mL 中静脉滴注，浓度为 0.5～1.0 mg/mL，滴速为每分钟 2.5～10.0 μg/kg。

4. 不良反应

心律失常、心动过速，偶尔可因加重心肌缺血而出现胸痛。

（三）磷酸二酯酶抑制剂（Ⅱb 类推荐，C 级证据）

1. 适应证

用于治疗各种原因引起的急、慢性心力衰竭。本品仅限于洋地黄、利尿剂或血管扩张药治疗无效的重症心力衰竭或终末期心力衰竭患者使用。对使用洋地黄、利尿剂和血管扩张药治疗等无效的患者，可加用或短期应用。

2. 禁忌证

严重室性心律失常及对本品过敏者禁用；心肌梗死急性期禁用；不宜用于严重瓣膜狭窄及梗阻性肥厚型心肌病者；严重低血压、孕妇及哺乳期禁用；过量时可有低血压、心动过速，故低血压、心动过速患者慎用。

3. 用法

下面以米力农为例：

口服：成人每次 2.5～7.5 mg/kg，4 次/日。

静脉注射：负荷量为 37.5～50.0 μg/kg，10 分钟内缓慢静脉注射，然后维持 0.25～0.50 μg/（kg·min）持续静脉滴注，总量小于 800 μg/（kg·d），最大剂量不超过 1.13 mg/（kg·d）。

4. 不良反应

可有窦性心动过速、室性心律失常、血小板减少、肝肾功能异常以及头晕、头痛、恶心、呕吐及低血压等。

（四）左西孟旦（Ⅱa 类推荐，B 级证据）

左西孟旦是一种钙增敏剂，通过结合于心肌细胞上的肌钙蛋白 C 促进心肌收缩，还通过介导 ATP 敏感的钾通道而发挥血管舒张作用和轻度抑制磷酸二酯酶的效应。其正性肌力作用

独立于 β 肾上腺素受体刺激，可用于正在接受 β 受体阻滞剂治疗的患者。该药在缓解临床症状、改善预后等方面不劣于多巴酚丁胺，且可使患者的脑钠肽（BNP）水平明显下降，应用于冠心病患者不会增加病死率。

用法：开始剂量 12 μg/kg，静脉注射（大于 10 分钟），继以 0.1 μg/（kg·min）静脉滴注，可酌情减半或加倍。对于收缩压 < 100 mmHg 的患者，不需要负荷剂量，可直接用维持剂量，以防止发生低血压。

应用时需监测血压和心电图，以避免低血压和心律失常的发生。

第二章　心力衰竭的非药物治疗

第一节　一般治疗及康复治疗

一、心力衰竭的一般治疗

（一）去除心力衰竭的诱发因素

（1）各种感染。上呼吸道感染和肺部感染是心力衰竭最常见、最重要的诱因，感染性心内膜炎也不少见，但其发病隐匿，常被漏诊。

（2）肺梗死。肺梗死会增加心脏负荷，诱发急性右心衰竭。

（3）心律失常。心房颤动是器质性心脏病最常见的心律失常之一，也是诱发心力衰竭最重要的因素。其他各种类型的快速型心律失常以及严重缓慢性心律失常均可诱发心力衰竭。

（4）血容量增加。如钠盐摄入过多，静脉液体输入过多、过快等会增加心脏的前负荷，诱发心力衰竭。

（5）过度体力消耗或情绪激动。如妊娠后期及分娩过程、暴怒等，均会增加心脏负荷。

（6）治疗不当。如不恰当停用利尿剂或降血压药等。

（7）原有心脏病变加重或并发其他疾病。如冠心病并发心肌梗死，风湿性心脏病出现风湿活动。

（8）甲状腺功能亢进、水和电解质紊乱、酸碱失衡、贫血、肾功能损害、过量摄盐、过度静脉补液以及应用损害心肌或心功能的药物等，均可引起心力衰竭恶化，应及时纠正。

（二）氧气治疗

适用于急性心力衰竭，对慢性心力衰竭并无应用指征。无肺水肿的患者给予氧气治疗可导致血流动力学变化。对心力衰竭合并睡眠呼吸功能障碍者，无创通气加低流量吸氧可改善睡眠时的低氧血症。

心力衰竭住院患者常常表现为缺氧，给予吸氧可纠正低氧血症及缺氧造成的各种代谢紊乱。一般可给予患者低流量（2～5 L/min）吸氧，急性肺水肿患者应高流量（5～10 L/min）吸氧，并加以湿化，以避免呼吸道干燥。肺源性心脏病患者则要严格控制氧流量，以不超过2 L/min为宜，防止吸入高浓度氧气抑制呼吸而加重二氧化碳潴留，吸氧过程中，观察患者的神志、缺氧纠正程度和临床症状改善情况，并保证吸氧管道和呼吸道的通畅。对合并二氧化碳潴留者则应给予1～2 L/min的低流量吸氧。

对于急性心力衰竭患者，一般给予鼻导管或面罩高流量氧气（5～6 L/min）吸入，并可给患者吸入经20%～30%乙醇湿化的氧气，以降低肺泡内泡沫的表面张力，使泡沫破裂，有利于改善肺泡通气。

（三）监测体重

每日测定体重以早期发现液体潴留非常重要，如在 3 天内体重突然增加 2 kg 以上，应考虑患者有水钠潴留，需用利尿剂或加大利尿剂用量，保证患者维持干体重。

（四）限制钠盐摄入量

心力衰竭患者的钠排泄量减少，钠盐摄入过多可加重心力衰竭症状，故限制钠盐摄入量对控制心功能为Ⅲ～Ⅳ级的心力衰竭患者的充血症状和体征有帮助。心力衰竭发作伴有容量负荷增加的患者，要限制钠盐摄入（钠盐摄入量＜ 2 g/d），一般不主张严格限制钠盐摄入和将限钠扩大到轻度或稳定期心力衰竭患者，因其对肾功能和神经体液机制具有不利影响，并可能与慢性代偿性心力衰竭患者预后较差相关。关于每日摄钠量和钠的摄入是否随心力衰竭严重程度等做适当变动，尚不确定。

对于心力衰竭患者应适当限制钠盐的摄入，但口服和静脉应用利尿剂者，对钠盐限制不必过严。对于已经发生低钠血症的患者，则应适当补钠。饮食方面应禁止暴饮暴食，避免刺激性食物，应每次少量进食，每日可多次进餐，进食易消化、富有营养、维生素含量丰富的食物，晚餐宜进食少量清淡食物，对于夜间有阵发性呼吸困难的患者，可将晚饭时间提前。对于血浆蛋白低、发病与营养缺乏有关的患者，每日蛋白摄入量应不低于 1.5 g/kg。适当限制能量摄入，以减轻心脏负担。病情严重的患者每日摄取 4 200 kJ 能量，病情缓解后每日摄入能量可增加为 5 000 ～ 6 300 kJ。

（五）限制水摄入量

水摄入过多会使心脏负荷增加，故对于心力衰竭患者应加强对水分的限制。一般患者每日摄入水量限制在 1.5 L，若存在大汗、呕吐、腹泻、失血等造成低血容量的情况，应适当增加饮水及补液量，并根据病情调整水分的摄入量。严重低钠血症（血钠＜ 130 mmol/L）患者液体摄入量应＜ 2 L/d，严重心力衰竭患者液体量限制在 1.5 ～ 2.0 L/d，有助于减轻症状和充血，但轻、中度心力衰竭患者常规限制液体并无益处。

（六）营养和饮食

宜摄入低脂饮食，肥胖患者应减轻体重，严重心力衰竭伴明显消瘦患者（恶病质）应加强营养。

低钾血症时可出现恶心、呕吐、腹胀、肌无力及心律失常，应鼓励患者多摄入含钾丰富的食物，如橘子、香蕉、苹果、鱼、肉和青菜，必要时口服钾盐。用保钾利尿剂的患者应少食含钾丰富的食物。

（七）休息和适度运动

失代偿期需卧床休息，多做被动运动，以预防深部静脉血栓形成。临床情况改善后在不引起症状的情况下，鼓励患者早日活动，以防肌肉出现失用性萎缩。心功能Ⅱ～Ⅲ级患者可在专业人士的指导下进行功能锻炼，以早日康复，提高生活质量。

二、心力衰竭的康复治疗

（一）康复治疗对心力衰竭患者的影响

1. 降低心力衰竭患者血浆儿茶酚胺的浓度

高水平的血浆儿茶酚胺与心力衰竭患者的不良预后呈正相关，研究者希望寻找证据证明心脏康复治疗可以降低心力衰竭患者的血浆儿茶酚胺浓度。然而，有些研究结果却表明，经过心脏康复治疗，心力衰竭患者静息状态下的血浆去甲肾上腺素水平并无明显变化。有的研究者认为经过心脏康复治疗，心力衰竭患者不仅在静息状态下血浆去甲肾上腺素水平可以下降，在进行次极量运动过程中也有所下降。这些研究结果的不一致可能与试验选择的人群、锻炼的强度、持续的时间以及 ACEI、β 受体阻滞剂等药物的应用有关。目前大多数研究均支持心脏康复治疗可以降低心力衰竭患者血浆儿茶酚胺的水平。

2. 提高运动耐力

对于心力衰竭患者运动能力的提高不仅表现在运动时间的延长，最重要的还是最大摄氧量的提高。一项欧洲心力衰竭训练研究回顾了多个随机对照研究，共入组 134 例患者，平均年龄 60 岁，男性占 94%，LVEF 平均为 25%，50% 的患者心功能为 Ⅱ 级，48% 的患者心功能为 Ⅳ 级。运动方式是骑功率自行车，运动频率是每周 4 ～ 5 次，每次 20 分钟，运动强度依据最初运动心肺功能试验所测定的最大心率的 70% ～ 80% 来定，有 40% 的患者同时进行体操训练，训练共持续了 6 ～ 16 周，大部分患者在家进行锻炼。结果，在排除年龄和性别的干扰后，所有患者的最大摄氧量及运动时间均有所提高，骑功率自行车和体操训练双重锻炼者的最大摄氧量提高更为明显，且没有发生与运动相关的并发症。上述研究提示，康复运动组患者的运动能力、运动指标、LVEF 比对照组明显提高，心室功能明显改善。

3. 改善通气功能

心力衰竭患者在运动中增加的通气需求使得运动当中产生高的通气反应，增加了肺的无效通气，进而产生浅而快的呼吸。而康复运动锻炼可以改善心力衰竭患者不正常的通气功能，其机制可能是运动减缓了患者体内乳酸的堆积，改善了肺部的通气／血流比值，以及调整了患者体内的血管神经反射。有学者曾对平均 LVEF 为 22% 的心力衰竭患者进行了呼吸肌锻炼的研究，结果表明，完成全部训练的患者的最大肺容积、呼吸肌力量以及最大摄氧量均明显增加。这提示有针对性的呼吸肌锻炼也可以增加患者呼吸肌的力量，减少运动中胸闷、憋气等不适症状的发生，提高最大运动耐量。

4. 改善血管内皮细胞功能

对稳定性心力衰竭患者进行握力训练，并在训练前后分别测量他们休息时的桡动脉直径和血流速度。结果发现，上肢肌肉的训练可以明显改善运动中动脉的弹性，增加肌肉的血供。心力衰竭患者进行 4 周的功率自行车锻炼后，其冠状动脉血供较对照组增加 29%。

5. 提高心肌的适应性

对一组缺血性心肌病患者进行康复运动锻炼，运动强度为达到 60% 的最大摄氧量。结果表明，康复运动锻炼可以改善心力衰竭患者静息状态下的心室最大充盈率，提高患者运动中的心指数，这种提高并不是指心脏静息状态下射血分数的增加，这些改变可能与外周血管阻力的降低有关，而外周血管阻力是与心力衰竭时心脏扩大密切相关的。

6. 提高生活质量

慢性心力衰竭对患者生活质量的影响是显而易见的。生活质量是患者在有生之年的每一天精神、躯体和社会功能方面的一种状态。现代心力衰竭的治疗目标不仅是延长生命，还要减少患者的痛苦，提高患者的生活质量。所以，近年来人们开始进行慢性心力衰竭患者生活质量的研究。但由于评价的量表种类繁多，结果也不尽相同。大部分试验表明，康复运动对于慢性心力衰竭患者的生活质量有改善，并且这种改善在早期（3个月）出现并持续存在。

7. 降低再入院率

经过康复运动锻炼，心力衰竭患者的病死率及再入院率均较对照组明显下降，生存时间较对照组明显延长。原因可能是康复运动锻炼能改善内皮细胞功能，从而扩张冠状动脉并刺激新血管的生成，改善心肌灌注，延缓左室重塑的发生及发展。HF-ACTION研究是多中心、随机对照研究，共入选2 000多名稳定期心力衰竭患者（LVEF ≤ 35%），中位随访时间30个月，分为常规治疗组与常规治疗加有氧运动训练组，训练组采用有监督的家庭背景下锻炼的方式。结果表明，将发生一级终点的高危因素校正后，运动训练可降低全因病死率或住院率以及心血管病死率或心力衰竭住院率。

（二）康复治疗的适应证和禁忌证

1. 适应证

主要包括：①代偿性心力衰竭至少4周。②说话时不伴有呼吸困难（呼吸频率＜30次/分）。③静息心率＜110次/分。④中度以下的乏力。

2. 禁忌证

绝对禁忌证包括：①3～5天出现进行性运动耐量下降，或者在运动或静息时出现呼吸困难。②运动强度较低时出现明显的心肌缺血。③静息时收缩压＞200 mmHg或舒张压＞110 mmHg。④体位性血压降低超过20 mmHg，并有头晕及黑蒙等伴随症状。⑤近期出现血管栓塞。⑥血栓性静脉炎。⑦活动性心肌炎或心包炎。⑧中、重度主动脉瓣狭窄。⑨需要外科手术的反流性心瓣膜病。⑩3周内发生心肌梗死。⑪新发生的快速型心房颤动。⑫未控制的糖尿病。⑬急性全身疾病或发热。⑭其他代谢问题，如急性甲状腺炎、低钾血症、高钾血症或血容量不足。

相对禁忌证包括：①1～3天体重增加超过1.8 kg。②需要持续或间断进行多巴酚丁胺治疗。③运动中出现血压下降。④心功能Ⅳ级。⑤静息或运动时出现复杂的室性心律失常。⑥卧位心率超过100次/分。⑦预激综合征。

（三）康复治疗的方法

1. 调整心力衰竭的危险因素

康复治疗计划实施的初始阶段是评估患者、评价危险因素、确定治疗目标及策略，并在数周内提供包括生活质量在内的广泛内容的监护。尽管运动本身对心力衰竭的危险因素有一些影响，但通过调整危险因素策略可以提高康复的效果。调整目标是：戒烟、调脂、减轻体重、降压、控制血糖及调整精神压力。危险因素的调整通常与运动训练计划的实施结合在一起。

2. 患者健康教育

患者健康教育应与运动训练及危险因素调整密切联系在一起。心脏康复治疗为患者提供了一个认识常见错误概念及调整焦虑情绪的机会，尤其是在康复的初始阶段。因为许多患者对心脏康复有一种曲解的印象和认识，例如，有人认为"任何活动都是危险的""在家庭生活中自己不能做什么来帮助自己""心力衰竭意味着我已经衰竭了"。

营养教育同样重要，如教育患者调整摄入高脂、高能量以及过多食盐的饮食习惯。对患者来说，即使是简单的解释也能帮助他们改变不良行为，提高治疗的依从性，同时也能使他们减轻精神压力。许多健康教育计划为患者及其家庭成员提供了重要的学习机会。

3. 康复运动

（1）腹式呼吸训练

腹式呼吸训练是心力衰竭患者康复治疗的一种方法。其可减轻内脏淤血，改善内脏功能和血流动力学，减少静脉血栓的形成，并可预防肺炎。腹式呼吸时，最大吸气量、最大心排血量和每搏输出量明显增高，体循环阻力明显降低，心率变异性增高，心率变异性频谱高频成分增加，显示自主神经功能改善。

（2）医疗体操和太极拳练习

心功能恢复至Ⅱ级或轻于Ⅱ级者，可进行全身的、有节律的医疗体操或太极拳练习。在做医疗体操或练习太极拳时，要求运动强度适中，动作不宜过分用力，并应有适度的节律，即不宜过快或过分激烈。呼吸要匀畅，不应有憋气现象，以免产生迷走效应（Valsalva效应），加重心脏负荷。

（3）步行运动

步行运动时，下肢大肌群交替收缩和松弛，有助于血液回流，从而改善心力衰竭症状。心功能差时，宜先在医护人员的监护下进行步行运动，然后根据心功能情况，逐渐增加运动量。心功能Ⅰ级的患者平地步行一般不受限制，距离应从近到远，速度从慢到快，逐渐增加。心功能Ⅱ～Ⅲ级的患者可做步行运动。心功能Ⅳ级的患者一般不宜步行运动。

（4）坐椅子疗法

由于严重心力衰竭患者在床旁坐椅子，较临床上常规的半卧位对心脏负荷小，既可减轻心力衰竭症状，又可减轻精神负担。因此，对于严重心力衰竭患者，如心功能Ⅳ级患者，只要病情稳定，就可安排坐椅子疗法。开始每次10～15分钟，每天2次，逐渐延长时间或增加次数。

4. 心理干预

在康复运动及危险因素调整的基础上，心理干预是心脏康复治疗的基本特征。心内科就诊的患者中大量存在情绪低落、生气、孤独感等情绪，而这些精神心理状态是加重心血管病情及降低医疗依从性的重要因素。患者在诊断和治疗决策阶段，以及后续治疗和康复阶段，可能经历多种心理变化，鉴于精神心理状态可以诱发或加重心血管疾病，导致患者的预后不良和生活质量下降，心内科医生有责任关注患者的精神心理状态。而心内科患者存在的精神心理问题通常是亚临床或轻度焦虑，没有达到精神疾病的诊断标准，这部分患者由心内科医生及时干预更安全方便。心内科医生主要的帮助手段是认知行为治疗和运动指导，配合随后进行的康复运动锻炼、营养咨询及医疗监护，加强这些干预的价值和作用。

（四）心脏康复运动锻炼的注意事项

1. 运动强度

在实施运动疗法时运动强度非常重要。强度小，效果不好；强度过大，可引起心力衰竭恶化。综述各个临床试验，建议患者进行低到中等强度的有氧运动。临床上一般将最大运动耐量的50%～70%作为日常锻炼的运动强度，但患者运动耐量的提高与运动强度并无线性关系。代谢当量是在运动试验中通过运动心肺功能仪直接测定氧耗量而计算出来的，用代谢当量来表示康复运动方案中运动强度的大小和能量代谢的情况，并用来评估康复时的心脏功能及日常生活活动能力，是一种公认的客观指标。

运动强度可以根据血气分析的最大氧耗量（VO_{2max}）施行。通常氧耗量在60%～70%，但也有报道表示耗氧量在50%以下的低强度运动也可取得较好效果。在没有运动心肺功能设备的条件下，最好是通过运动试验结果（极限量运动试验或症状限制性运动试验的结果）确定该个体的实际最大心率，再根据上述百分比计算出该个体的恰当运动强度（心率指标）；也可以采用最大心率作为指标，最大心率＝220－年龄（女）／205－年龄（男），运动时的靶心率＝170（病情轻、体质好者为180）－年龄。要求运动后不出现明显呼吸短促，同时应使增快的心率和呼吸在运动后10～30分钟恢复至安静状态时的水平。特别是在第二天清晨，如心率尚未恢复，即使体征并无加重，仍表明运动强度过大。很多患者应用心率计数自行监测运动强度，但这种方法容易受到β受体阻滞剂的影响，所以，在康复运动中，患者主观的用力程度也是重要的指标。

2. 每次运动的持续时间

一般达到运动强度的运动时间是每次20～30分钟，每周3～5次。每次运动之前应有5～10分钟的准备活动，运动完成之后不要即刻休息，而是继续进行调整活动，直到呼吸平稳。运动的持续时间并不是越长越好，在达到VO_{2max}的75%时，只要维持20～30分钟就可以达到最佳效果。也就是说，达到个体最大心率的80%时VO_{2max}维持20～30分钟就足够了。运动强度适当减小而持续时间适当延长也可以达到较好的心脏功能改善的效果。例如，达到个体最大心率的60%，维持45～60分钟可以取得同样的康复效果。这种运动强度较低而运动持续时间较长的运动方案，易被老年心脏病患者所接受。

3. 运动频率

每周3～5天。

4. 运动方式的选择

运动方式的选择，一定要个别化，并遵循感兴趣的原则。只有患者感兴趣的运动，才能提高其参与的积极性并坚持实施制订的康复计划。推荐跑步机步行、骑功率自行车等运动。

5. 运动持续时间

规律运动后获益的患者停止运动后8～10周，各种指标与未运动患者相比，差异无显著性，说明慢性心力衰竭患者应该长期坚持有规律的有氧运动。

6. 运动中的监护及风险

对于心力衰竭患者是否应该在运动中进行监护的问题，一直没有大规模的研究报道。目前认为，对于明确运动会导致心律失常者及病情尚未稳定的心力衰竭患者，运动中的心电监护是有必要的。如果患者病情稳定，药物治疗规范，在经过运动心肺功能测定后制定了合适的运动处方，那么运动中的风险相对较少，建议患者定期随访，进行评估，以便及时发现潜在的问题，并可以根据患者情况进行运动量的调节。

对于慢性心力衰竭患者，运动锻炼的风险比健康人群及患其他心脏疾病者要高很多，因此目前的运动指南都认为心力衰竭患者是运动锻炼的高危人群。然而，通过对 21 项慢性心力衰竭患者运动锻炼研究的分析，显示其不良事件的发生率很低。其最常见的不良事件有运动后低血压、房性或室性心律失常及心力衰竭症状恶化。虽然如此，但在出现下列情况时须考虑终止运动：明显呼吸困难或乏力、脉压 < 10 mmHg、运动中呼吸频率 > 40 次 / 分、运动加量时血压下降（下降 > 10 mmHg）、出现第三心音或肺部啰音、运动中室上性或室性期前收缩增加、肺部啰音增加、大汗、面色苍白或意识不清、第二心音亢进等。

总之，心力衰竭康复治疗是将康复运动锻炼与危险因素调整相结合的综合治疗方法，是防治心力衰竭发生发展的重要措施之一。

第二节 心脏再同步化治疗

随着对心力衰竭病理生理机制认识的不断深入，心力衰竭患者的药物治疗日趋科学化、规范化及个体化，患者的生存期和生活质量得到改善，但其发病率及病死率仍居高不下，5 年生存率与恶性肿瘤相仿。因此，除药物治疗以外，仍需一些非药物疗法改善患者预后，如心脏再同步化治疗（CRT），其作为心力衰竭的非药物治疗手段应运而生。

一、心脏再同步化治疗的机制

2001 年，CRT 作为某些慢性心力衰竭的一种治疗措施从临床研究进入临床实践。CRT 主要通过双心室起搏，纠正左、右心室间或左心室室内运动的不同步，增加心排血量；通过优化房室传导，增加心室充盈时间，减少二尖瓣反流，提高 EF。具体而言，CRT 治疗心力衰竭的机制及对心功能的影响包括以下几个方面。

（一）对血流动力学的影响

CRT 治疗后，置于左心室的电极可以按照设置提前激动左心室最为延迟收缩的部位，来改变心力衰竭的左心室室内运动的不同步。此部位通常为左心室侧壁或后侧壁，使室间隔和左心室游离壁同步球形收缩，恢复室间隔对左心室收缩的支持作用，左心室压力上升速率加快，左心室等容收缩时间缩短，相应地增加了左心室的充盈时间，左心室充盈时间的增加相应增加了前负荷，提高了心肌收缩力。通过程控室间（VV）间期，左右心室可收缩同步，消除矛盾运动，减少了无效射血，促进心室前向射血。程控房室（AV）间期或心室间期优化房室传导，可提高心房收缩对心排血量的作用，减少因为房室传导延迟造成的舒张期二尖瓣反流，促进前向射血和提高心室射血分数（VEF），增加心室充盈时间。

（二）对心室重塑的作用

除了对心脏血流动力学的影响外，CRT 还存在对心室重塑的改善作用，可使心力衰竭患者长期受益。不同的心脏模型证实电机械不同步可导致异常的负荷和做功分布，会诱导心肌能量代谢、基因表达和蛋白合成的变化。这些变化引起收缩和非收缩细胞重新分布、纤维化和细胞凋亡。试验诱导的左束支传导阻滞（LBBB）引起离心性肥大，激酶和钙调蛋白不均一合成，并且使血流再分布，长期负荷轻的区域血流灌注少。这种电机械不同步促进了心肌重塑进程。

已经公布的一些随机、对照、严格控制的多中心研究，均显示了较一致的正性结果。所有这些试验均证实 CRT 可显著降低住院率，提高生活质量评分，改善心功能分级，提高以 6 分钟步行试验和运动时 VO_{2max} 衡量的运动耐量，提高 LVEF 及降低左心室舒张末期和收缩末期内径，部分逆转左心室重塑，且这种作用可持续 6 个月至 1 年。

（三）降低心肌氧耗量

慢性心力衰竭心脏失同步化使额外的能量消耗在心室内分流和无效射血中，降低了心肌的工作效率。由于 CRT 可提高各个心腔协调工作的效率，减少室间隔反常运动和血液在心室的分流，以及减少二尖瓣反流和无效心室射血，所以可提高能量利用的效率，降低心肌氧耗量。在心力衰竭药物治疗中，β 受体阻滞剂可以降低心肌氧耗量并能改善心脏功能，然而由于 β 受体阻滞剂的负性肌力作用和负性变时效应，其应用受到了一定限制。CRT 通过右心房电极的起搏，使患者能耐受最大剂量的 β 受体阻滞剂，从而获得最大的益处。

（四）对心力衰竭的神经内分泌作用

CRT 可以改善心力衰竭导致的神经内分泌紊乱，减轻心肌纤维化，逆转心室重塑，减缓心力衰竭进展。CRT 会增加脑钠肽等神经激素的分泌，并能重建自主神经平衡。部分通过对 BNP 的影响改善心功能。此外，CRT 能显著增加心率变异性，改善心脏收缩协调性。

总之，CRT 能提高心室收缩功能，减轻继发性二尖瓣反流，逆转心室重塑及维持 LVEF 的持续性提高，而且在进行 CRT 治疗后可使患者的血压升高，允许上调神经内分泌抑制剂的剂量，可进一步改善心功能。因此，CRT 可以提高患者活动耐量，降低心力衰竭再住院率（约 30%），降低全因病死率（24%～36%），延长存活时间。

二、CRT 治疗的适应证

CRT 治疗通常选择出现心功能 Ⅲ～Ⅳ级、心脏扩大（定义为 LVEF 下降及左室舒张末期内径扩大）、合理的药物治疗效果不佳（包括利尿剂、ACEI、可耐受者加用 β 受体阻滞剂及螺内酯）、心肌机械收缩功能不同步等情况的患者。CRT 要纠正心脏功能异常的最重要环节就是纠正心室非同步，其表现为 QRS 波群时限 ≥ 120 ms，表现尤为突出的就是超声心动图上显示双心室间激动传导与心室收缩及舒张功能不一致。具体适应证为：①左心室扩张。LVEF ≤ 35%，左室舒张末期内径 ≥ 55 mm。②心功能 Ⅲ～Ⅳ级。③合理药物治疗无效。包括 ACEI、利尿剂、ARB 等。④室内传导阻滞。心电图 QRS 波群时限 ≥ 120 ms。⑤心室不同步。主动脉射

血前期延迟 ≥ 140 ms ；心室间机械延迟 ≥ 40 ms。

三、CRT 疗效的预测指标

大型临床研究显示，即使按现有指南的建议选择患者行 CRT，仍有约 30％的患者对 CRT 无反应，这些患者被称为无应答者。目前尚无明确的指标或检测方法来鉴别。因此，寻找 CRT 疗效的预测指标，从而更好地选择患者以提高治疗的效果是非常重要的。可能的预测指标有以下几个方面。

（一）QRS 波群时限

CRT 只是对有心脏失同步的心力衰竭患者起作用。通常来说，心脏失同步患者心电图上的主要表现为 QRS 波群时限 ≥ 120 ms，多呈 LBBB 图形。有明确证据支持并发 LBBB 的心力衰竭患者用 CRT 获益最大，对于伴有右室传导阻滞（RBBB）的心力衰竭患者是否能从 CRT 中获益，目前的研究结果尚不一致。而对室内传导阻滞（IVCD）患者 CRT 疗效差，还可能加重不同步。对心电图上没有左右心室不同步（心电不同步）的证据，影像学检查提示患者存在左右心室机械不同步的患者，CRT 的疗效也不确切。

（二）基础疾病

既往研究显示，缺血性心肌病患者尽管也从 CRT 中获益（改善临床症状、心功能指标和逆转左室重塑），但其获益的程度小于非缺血性心肌病，其原因主要是冠状动脉病变导致局部或整体心肌血流减少、局部心肌功能障碍不可逆及 CRT 不能阻止缺血性心肌病病情的进展。

（三）是否并发肺动脉高压

Stern 等的研究提示，术前肺动脉压 ≥ 50 mmHg 的患者 CRT 治疗后的临床疗效较差，主要原因是长期肺动脉高压的患者已由血管痉挛引起的动力性肺动脉高压渐渐发展为血管内膜增厚引起的阻力性肺动脉高压，即使患者左心功能改善，肺动脉高压也较难逆转，从而导致 CRT 疗效欠佳。

（四）是否并发心房颤动

CRT 能够逆转心力衰竭患者心房重塑，降低心房颤动的发生。对于并发心房颤动的心力衰竭患者，CRT 能够改善心功能，提高 LVEF，降低住院率和病死率。但与未并发心房颤动的患者相比，心房颤动伴随高的 CRT 无反应率及高病死率，主要原因是缺少房室同步，以及不充分的双心室起搏影响 CRT 的疗效。对并发心房颤动的患者尽量保证 100％的双心室起搏，否则 CRT 效果将大打折扣。

（五）电极植入位置

很多研究均显示，心侧后静脉和心后静脉是血流动力学效应最好的部位，因该部位是 LBBB 患者左心室最晚激动的部位。目前的常规做法是努力将左心室电极导线植入该部位。但由于心力衰竭患者心腔显著扩大、冠状静脉解剖变异大及冠状窦口定位困难等因素，往往很难将电极植入理想的部位。

（六）其他

心力衰竭患者的性别、病程的长短、是否并发其他脏器功能不全等因素也可影响 CRT 的疗效。有研究认为，女性患者接受 CRT 者疗效更好，其病死率及因心力衰竭或主要心血管不良事件的住院率均低于男性患者。

另外，术后 AV、VV 间期设置不当及术后未能实现 100% 的双心室起搏，导致未能达到同步化，也起不到治疗效果。患者在术后自行改变或终止抗心力衰竭药物治疗，也是导致 CRT 无反应的重要原因之一。

为使接受 CRT 治疗的患者获得最好的效果，要做到以下几点：①必须严格掌握 CRT 的适应证，选择适当的治疗人群，特别是有效药物治疗后仍有症状的患者。②要选择理想的左心室电极导线植入部位，通常为左心室侧后壁，尽可能消除左、右心室间的不同步。③术后优化起搏参数，包括 AV 间期和 VV 间期的优化。④尽量维持窦性心律及减慢心率，尽可能实现 100% 的双心室起搏。⑤术后继续规范化药物治疗是保证 CRT 疗效的基础。

第三节　细胞再生治疗

随着经济水平的不断提高和社会老龄化，心血管疾病的发病率不断上升，心肌梗死及其继发的缺血性心脏病已成为威胁人类健康的主要因素之一。虽然传统的药物治疗、介入治疗和搭桥手术等方法改善了缺血性心脏病患者的预后，但仍然无法挽救已经死亡的心肌细胞、逆转心室重塑及后续的心力衰竭进程。心肌梗死后 5 年心力衰竭发生率达 31.9%，5 年生存率与恶性肿瘤相似。因此，促进心肌细胞损伤的修复和功能重建及提高缺血性心力衰竭的疗效已成为全球性的难题之一。干细胞移植可促进缺血、坏死的局部心肌和血管再生，逐渐成为目前最有潜力的治疗心肌梗死及心力衰竭的手段之一，具有广阔的应用前景。

一、干细胞种类

干细胞（SC）的"干"译自英文"stem"，意为"树""干"和"起源"。顾名思义，干细胞即起源细胞，其两大特性是自我更新和多向分化。例如，胚胎干细胞（ESCs）能分化成三胚层来源的所有细胞，而成体干细胞能分化为其组织来源的细胞，在特定条件下也能分化为其他组织来源或其他胚层的细胞。祖细胞（或称前体细胞）是指在干细胞和终末分化子细胞之间的中间细胞群，其特征为具有有限的扩增能力和分化潜能，广义的干细胞也包括祖细胞。1981 年，Martin GR 首先从小鼠的胚胎中分离出 ESCs，从此干细胞移植技术在生命科学和医学领域快速发展。干细胞移植已广泛应用于各个系统的退行性或细胞坏死性疾病的实验性或试验性治疗。

目前，应用于尝试治疗心肌梗死、心力衰竭的常见干细胞类型有骨骼肌成肌细胞（SMs）、骨髓干细胞（BMSCs）、ESCs、诱导式多能性干细胞（iPSC）等。

（一）骨骼肌成肌细胞

SMs 又称骨骼肌卫星细胞，主要位于骨骼肌基底层下，在适当条件下可分化成有收缩能力的肌细胞，移植到心肌梗死区后分化为肌管并保持骨骼肌特性，增强心脏舒缩功能。虽然存在于骨骼肌中的卫星细胞较少，一般只有 3%～ 4%，但卫星细胞易于从骨骼肌中分离并能够在体外增殖，因此很容易得到足够数量的细胞用于干细胞移植，具有来源广泛、获取简单的特点。

SMs 是首个应用于心力衰竭治疗的干细胞类型，研究表明，移植 SMs 能分化为成熟肌管，改善受体心脏的功能。有临床试验比较 SMs 和骨髓单核细胞治疗 AMI 的疗效，发现两者在改善症状、心功能及减少病理性重塑方面作用相似。但问题是，SMs 能否分化为心肌细胞，能否与心肌细胞形成正常的缝隙连接目前尚不能明确。一般认为，SMs 存活后分化的横纹肌样细胞仅表达骨骼肌特异性肌球蛋白重链（而非心肌特异性）；其兴奋性低且动作电位幅度小、时程短且不能被钠通道阻滞剂河鲀毒素所抑制，为显著的骨骼肌特性；骨骼肌细胞与邻近宿主心肌细胞之间缺乏电耦联，具备潜在的致折返性心律失常的危险。因此，其安全性一直备受争议。

Menasche 等对 10 例缺血性心力衰竭患者注射 SMs 后，LVEF 提高了 8%，心功能分级亦明显改善，然而，4 例患者发生严重室性心律失常，其中 2 例发生心脏性猝死。通过对以往临床研究的分析发现，临床不良事件的高发人群有两个共同特征：①单纯瘢痕部位移植而未进行瘢痕周围区注射。②未建立良好的血运重建。在没有以上两种设计缺陷的研究中，SMs 移植显示了较好的疗效和安全性。一项入选 12 例严重心力衰竭患者的临床研究显示，在冠状动脉旁路移植术（CABG）的同时于梗死及梗死周围区行 SMs 注射治疗，LVEF 和室壁运动评分指数显著改善，且充盈缺损区明显缩小，并未见恶性不良事件发生。同样，Dib 等对 24 例行 SMs 注射治疗的终末期心力衰竭患者随访两年，发现在左室功能显著改善的基础上，仅 1 例患者发生持续性室性心动过速，无心室颤动发生。因此，在良好的血运重建的基础上慎重合理地选择移植部位，是有效改善心力衰竭患者心脏功能和降低临床风险的基础。

（二）骨髓干细胞

BMSCs 为多潜能细胞，具有多向分化成为心肌细胞、血管内皮细胞和平滑肌细胞等细胞的潜能，是成分十分复杂的细胞群。目前一般按照形态和生长特性、细胞表面分子的不同进行分类，包括造血干细胞（HSCs）、间充质干细胞（MSCs）、内皮祖细胞（EPCs）、多潜能成体祖细胞（MAPCs）以及其他功能不明的干细胞。除这 5 种类型外，由于分离和纯化方法不同，从骨髓液中又可分离得到骨髓单核细胞群、AC133（一个新的造血干细胞表面标志）阳性细胞、边缘细胞群和各种单克隆干细胞等。近年来，动物实验和临床试验结果显示，这些细胞移植后能不同程度地改善缺血性心脏病和衰竭心脏的收缩功能。BMSCs 不同于 ESCs，自身的 BMSCs 用于移植治疗，可避免伦理学方面的问题，同时也可降低免疫排斥反应的可能性。干细胞动员是指通过向体内注入粒细胞集落刺激因子（G-CSF）或干细胞因子（SCF）等动员骨髓 HSCs 释放到外周血并归巢到相应的部位，从某种意义上是 BMSCs 移植的特殊类型。因此，将 BMSCs 移植应用于心脏病的治疗在很多方面有着其他干细胞移植所没有的优势，是治疗心肌梗死较为可靠的方法。

（三）胚胎干细胞

ESCs 来源于种植前囊胚内细胞群，是一种高度未分化细胞，具有分化的全能性，在移植宿主组织或体外适当培养条件下能够自行分化为内、中、外 3 个胚层的多种类型细胞，可为再生医学提供新的、无限的组织细胞来源。在生物学方面，可广泛应用于研究细胞分化、基因靶向技术，以及通过基因捕获技术来寻找新的发育调控基因。在医学应用方面，可作为基因治疗和药物筛选的载体，研究胚胎发育机制及影响因子、制造人类疾病的转基因模型等；将ESCs 定向分化后的功能细胞应用于疾病的治疗及机体损伤的修复，是 ESCs 最具有前景的潜在用途。已有动物研究证明，ESCs 经定向分化后，可用于治疗心肌梗死、糖尿病、脊髓损伤、帕金森病、视网膜黄斑变性和角膜损伤等。因此，ESCs 在再生医学和转化医学领域具有广阔的应用前景，可作为修复损伤或衰竭组织的重要手段之一。

体外试验表明，ESCs 不但可分化为具有早期心肌细胞表型、心肌超微结构、心肌基因表达和自发搏动能力的单个心肌细胞，还可以分化为具有起搏细胞、心房细胞、心室细胞或浦肯野细胞样动作电位表型的细胞。从理论上讲，ESCs 可重建心肌结构，甚至在起搏和传导组织的修复治疗中也具有极大的价值。

（四）诱导式多能性干细胞

2007 年 11 月,美国和日本科学家分别独立宣布：将成体组织皮肤成纤维细胞经过病毒载体直接转导 4 个干细胞相关基因（如 *Oct3/4*、*Sox2*、*Klf4*、*c-Myc* 基因）后可以转化成为具有ESCs 特性的多能干细胞，即为 iPSC。iPSC 比 ESCs 更原始，具有 ESCs 特性，但 iPSC 用于移植治疗从根本上避免了 ESCs 治疗的伦理学问题，也使得干细胞来源更不受限，为再生医学提供了无限的应用前景。

对 iPSC 在细胞类型的选择、诱导因子的筛选、安全的介导载体体系的建立、重编程过程中的表观遗传学的研究，以及疾病特异性的 iPSC 系的建立等的研究技术，极大地促进了该领域乃至整个再生医学领域研究的发展，已在移植治疗、药物筛查和疾病模型建造方面表现出优势，其在心血管组织工程、先天性心脏病基因检测等领域必将有广阔的前景。在临床应用前，还有许多理论问题亟待解决，比如重编程是如何由重编程因子启动、如何终止、相关的分子机制如何。只有深入了解细胞分化、去分化、转分化的重编程机制及整个过程，才有可能利用自身各种体细胞，通过高效而特异的诱导分化方案实现自身细胞的重建和组织修复。

理想的供体细胞应该能在体内或体外分化为成熟的心肌细胞，并在心肌坏死区长期存活，且与邻近宿主心肌细胞建立起电耦联，形成同步收缩，恢复受损的心功能。尽管初步研究表明干细胞治疗心肌梗死后心力衰竭是有效的，但目前常用的每一种细胞类型均不完美，如 SMs 移植到梗死区后不能和宿主细胞构建有效的电耦联，有潜在的致心律失常的危险。ESCs 理论上具有最佳的分化特性，但其致瘤可能性和伦理学问题妨碍了临床应用。必须指出，干细胞类型的筛选仅是分化潜能的筛选，如何建立定向分化环境可能是更艰巨的任务，这在很大程度上有赖于胚胎发育学的研究进展。另外，虽然实验研究表明不少细胞类型能促进心肌细胞再生，增强心肌收缩功能，但临床应用后能否产生类似疗效尚不清楚。

二、干细胞的移植途径与作用机制

（一）移植途径

1. 自体骨髓干细胞动员

在 AMI 时，骨髓干细胞能够自发地动员、归巢、分化以修复心肌组织和血管，而细胞因子可大大促进这一作用。因此，通过向体内注入 G–CSF 或 SCF 进行骨髓干细胞动员是一种简便、非侵入性的方法。对于细胞因子所引发的白细胞剧增是否会使冠心病患者的动脉粥样硬化斑块更加不稳定，这一问题仍在探讨之中。

2. 外周静脉注射

外周静脉注射是干细胞移植中最简单的方法，移植干细胞经外周血管植入后随冠状动脉血流定位于缺血的心肌组织，无须过多的人为干预。但是冠状动脉血流仅占每次心排血量的一小部分，且肺、脾、肝等器官也会发出归巢信号，势必导致相当数量的移植干细胞到达病变部位以外的组织器官，必须多次循环注射，增加干细胞的数量才能发挥其应有的作用。Freyman 等分别经冠状动脉、心肌、外周静脉 3 种途径进行铱标记 MSCs 移植治疗猪 AMI，14 天后依心肌铱含量推断梗死区内移植细胞量分别为 6%、3% 和 0。极低的归巢率严重制约了经外周静脉途径的应用，采用磁导向等技术有望改善归巢效率。

3. 心外膜心肌内注射

最初的临床试验采用静脉通路移植干细胞，随后，动物实验发现直接心肌内注射比外周静脉注射的疗效更佳。因此，人类临床试验采用了经心外膜多点穿刺直接将干细胞注射到病变心肌的方法，适用于同时行 CABG 的患者，此方法是将体外分离纯化得到的骨髓干细胞连同培养液一同注射到心肌细胞功能丧失区域，能够保证植入部位的准确性和植入干细胞的数量。其缺点是创伤大，阻碍了临床应用的推广，同时容易灶状聚集而不能广泛地分布，且有引起室性心律失常危险的报道。另一潜在的移植方法是通过视频辅助胸腔镜手术，在直视下注射干细胞，减少外科开胸手术的风险，目前已在猪动物实验中成功应用。

4. 冠状动脉内移植

将移植干细胞有针对地注入支配需要补充心肌细胞区域的冠状动脉内。这种方法的优点是梗死区以及梗死周围区组织能最大限度地接触移植干细胞，实现充分和高度选择性的移植，由于其创伤小、疗效优于外周静脉注射，逐渐成为最常用的移植途径，但有引起微栓塞进而导致新的心肌梗死的风险。

5. 经心内膜注射

依靠左心室心内膜心肌电机械标测技术明确缺血的部位、程度及心肌存活的情况，然后通过一根尖端能够弯曲的导管，经主动脉瓣深入梗死的部位经心内膜做多点注射。其安全性近期已得到证实，但该方法对技术和设备要求较高，较难普及。

6. 组织工程介导法

该方法指在人工材料的携带下将干细胞植入体内，以达到准确、高效及长期治疗的目的。最新动物研究表明，在心外膜植入嵌有 MSCs 的胶原基质心脏补片，也能有效改善心脏重塑。

（二）作用机制

1. 细胞分化

很多研究表明，多种成体干细胞均可能向心肌细胞方向分化。心肌微环境改变后，G–CSF、jagged 1 蛋白等通过 Notch 信号通路刺激干细胞分化；细胞 – 细胞接触也发挥重要作用；成体干细胞微环境，如细胞外基质硬化、血流剪切力和机械剪切力等也影响其增殖和分化。但成体干细胞到底能在多大程度上接近成熟的心肌细胞尚难下结论。迄今为止，确切的在体分化证据并不充分。组织学检查发现这些干细胞和自身宿主心肌细胞之间有纤维组织分割，因此能否真正整合入宿主心肌，形成有效的电耦联并主动协调收缩依然是个问题。目前相关研究人员对 ESCs 和 iPSC 的研究热情高涨，部分原因是这两种细胞类型向心肌细胞分化的可能性最大。心肌细胞分化能力从大到小排序，依次为 ESCs > iPSC > CSC > 其他成体干细胞。

2. 细胞融合

越来越多的证据提示，目前细胞移植的主要机制并非细胞分化。一些研究认为，缺血损伤过程中宿主细胞核丢失遗传物质，供体细胞基因可能加以代偿，但细胞依然表现为残存心肌细胞的表型。小鼠骨髓细胞能在体外含白介素 –3（IL–3）的培养基中自发地和 ESCs 融合，并表现为受体细胞的表型。Alvarez–Dolado 等利用简单的 Cre–lox 重组技术（一种用于在细胞 DNA 的特定位点进行删除、插入、转座和倒位操作的位点特异性重组酶技术，可以让 DNA 修改并针对特定细胞群生效，或是使修改过程由特定的外部刺激所触发），证明骨髓细胞能在体外和神经前体细胞融合，而且在体实验证明骨髓细胞能在肝脏与肝细胞融合，在脑与浦肯野神经元融合，在心脏与心肌细胞融合，形成多核细胞。这些研究表明，细胞融合可能是心肌梗死后"心肌细胞再生"和成功电耦联的重要机制。

3. 旁分泌作用

一般认为，干细胞治疗心肌梗死即刻获益的机制是旁分泌作用。尽管大部分移植干细胞能成功植入宿主心脏，但随着时间推移，大量细胞发生非凋亡性死亡。移植细胞寿命短，因此，其旁分泌作用持续时间也短。即使植入少量干细胞，也会使移植心肌细胞凋亡，增加血管生成，挽救损伤的心肌细胞，抑制病理性重塑。其主要机制是植入细胞本身释放或促进宿主细胞通过旁分泌或自分泌方式释放局部细胞因子及生长因子，如肿瘤坏死因子 –α（TNF–α）保护心肌细胞免受缺氧损伤；血管内皮细胞生长因子（VEGF）促进梗死边缘区血管形成；心肌营养因子 –1 保护非缺血细胞免死亡；胰岛素样生长因子 –1（IGF–1）、抑瘤素、白介素 –1α（IL–1α）和白介素 –6（IL–6）延长受损心肌细胞的存活时间。植入干细胞可减少细胞外基质的Ⅰ型和Ⅲ型胶原、组织金属蛋白酶抑制剂 –1 水平，拮抗心脏成纤维细胞过表达胶原、基质蛋白和金属蛋白酶的作用，从而改变细胞外基质构成，减少反应性胶原沉积，使梗死区延展和非梗死区心肌肥厚程度减轻，最终促进良性重塑。旁分泌作用还能激活残存的 CSC，挽救梗死交界区功能异常的心肌细胞。移植干细胞能上调促 DNA 修复基因的表达，上调抗氧化酶，增强解毒系统的活性。

BOOST Ⅱ研究共入选了 200 例心力衰竭患者，观察两种不同干细胞的治疗效果：①正常干细胞，既可以增殖，又具有旁分泌作用。②经过辐射处理的干细胞，不能增殖，但具有旁分泌作用。结果证实干细胞的旁分泌作用机制比干细胞分化机制更加重要。

三、骨髓干细胞动员和归巢

在稳态下，骨髓干细胞大多处于静息状态，栖息在由骨髓基质细胞、成骨细胞、破骨细胞及胶原、层粘连蛋白、纤连蛋白等组成的微环境中。干细胞所在的特定的微环境称为"龛"，组成"龛"的细胞、细胞外基质及各种因子影响干细胞。通过某些细胞因子和药物的刺激，引发一系列细胞信号通路传导，使此类干细胞或祖细胞脱离其骨髓微环境，迁移进入外周血循环系统，称为干细胞动员。研究发现，AMI 患者外周血 CD34⁺（CD34 即高度糖基化的 I 型跨膜糖蛋白，CD34⁺ 表示其结果为阳性），骨髓单核细胞升高，其峰值出现在心肌梗死后第 7 日，第 28 日后仍维持在较高水平。动物实验也有类似发现，提示 AMI 后存在外周血干细胞增加，即 AMI 本身存在骨髓干细胞动员作用。缺血时骨髓干细胞自我动员，可能是机体对缺血后组织血管再生的一个自我修复，其机制可能是缺血后局部分泌某些细胞因子（如 G-CSF、IL、VEGF 等）所造成。然而，这种自我修复的作用较弱，远达不到修复坏死心肌所需的浓度。因此，可采用骨髓干细胞动员剂将骨髓干细胞"驱赶"到外周血，增加外周血干细胞数量，使其分化成心肌和血管内皮细胞，达到再生和修复目的。

从血液发生的角度，骨髓干细胞动员剂可分为 3 种：①作用于干细胞和早期祖细胞的造血细胞生长因子，如 SCF、碱性成纤维细胞生长因子（BFGF）、IL-6 及白介素 -11（IL-11）等。②多系祖细胞刺激因子，如 IL-3 及粒细胞巨噬细胞集落刺激因子（GM-CSF）。③作用于晚期祖细胞的生长因子，如促红细胞生成素（EPO）、重组人粒细胞集落刺激因子（rhG-CSF）、单核细胞集落刺激因子、白介素 -5（IL-5）及血小板生成素。目前仅有 rhG-CSF 和 GM-CSF 被批准可应用于临床。

目前小样本临床试验并未充分证实骨髓干细胞动员治疗心力衰竭的有效性。Kang 等对 14 个随机对照试验的 364 例患者进行 Meta 分析，发现 G-CSF 治疗 AMI（随访 3 ～ 12 个月），LVEF 较治疗前显著增加（3.46%，$P = 0.018$）。但也有报道 G-CSF 并不能显著改善慢性缺血性心肌病、心力衰竭患者的心脏功能、氨基末端 B 型利钠肽前体（NT-pro BNP）和心功能分级。

细胞靶向归巢是再生医学发挥疗效的前提。骨髓干细胞的归巢是由黏附分子、趋化因子及大量的炎性因子共同介导的，该过程由骨髓内皮细胞、造血干细胞、骨髓造血微环境及其分泌或表达的分子共同参与。目前已知免疫球蛋白超家族、选择素家族、整合素家族、CD44 四大类黏附分子均参与了该过程。炎症时白细胞趋化因子和黏附分子也精确地控制着炎症细胞的趋向运动。心肌梗死后缺血区存在炎症反应，各种炎症介质的释放、粒细胞和单核细胞的浸润、肥大细胞的激活、细胞外基质蛋白的降解、内皮细胞和心肌细胞黏附分子的表达，被认为是骨髓干细胞归巢的重要条件。虽如前述，干细胞具有优先"募集"至缺血损伤心肌的特性——"归巢"，但分子影像学和病理学研究表明，不管采用何种移植途径，真正分布到心脏的移植干细胞数量都极其有限，仅占 0 ～ 6%。急性心肌梗死后，心肌组织局部细胞因子增加，包括干细胞趋化因子，如间质细胞衍生因子 -1（SDF-1）、单核细胞趋化蛋白 -3（MCP-3）、生长分化因子 -15（GDF-15）、BFGF、生长相关性癌基因 -1（GRO-1）等，诱导干细胞向心脏归巢。但许多归巢细胞因子表达时间窗短暂，如研究最多的归巢细胞因子 SDF-1，损伤心肌表达仅有 1 周时间，MCP-3 不足 10 天。在动物实验中，将归巢细胞因子通过转基因手段整合入移植细胞可增加骨髓干细胞归巢。例如，通过以细胞为基础的基因治疗、基因转导或直接使用 SDF-1 均可促进骨髓干细胞归巢，进而使血管新生和改善心脏功能，增加骨髓干细胞表面 SDF-1 的特异受体（CXCR4）的表达，并在心肌梗死后 24 小时内移植也能达到类似效果。归巢涉及的"细胞 - 细胞外基质 - 细胞因子"网络极其复杂，其中的调控机制仍不清楚。尽管近年来以归巢细胞因子为靶点的相关研究获得了一些进展，但短期内尚无应用于临床试验的可能性。寻找新的、有效的促进归巢的方法，是当前干细胞移植的难点和热点之一。

四、干细胞治疗的安全性

在要求一种治疗方法的有效性时必须考虑其安全性，干细胞治疗也不例外。干细胞移植在治疗缺血性心脏病和心力衰竭时虽然有效，但可能存在以下五个方面的潜在隐患。

（一）致心律失常性

干细胞移植时，电生理不均一性和耦联不良被认为是心律失常的主要原因，存活细胞不能形成有效的电耦联、存活细胞与宿主细胞之间的电生理特性差异、植入的干细胞分化不完全、存活心肌细胞解剖排列紊乱及其与宿主细胞之间的不协调，均可能使存活细胞与宿主心肌细胞形成复极离散并引起折返。早期的无对照临床试验报道，SMs 可能具有潜在的致命性致心律失常危险性。据此，有人认为预防性应用口服抗心律失常药如胺碘酮，可减少室性心律失常的发生率，更多人建议植入埋藏式心脏复律除颤器（ICD），为干细胞治疗患者提供最安全可靠的监测方式。但也有部分非随机对照双盲研究的小样本量研究并未观察到 SMs 移植后心律失常发生率增加。关于 SMs 的前瞻性 CRT 研究（MAGIC 研究）提早终止，唯一的理由并非其致心律失常风险，而是预计不能达到设定的疗效终点。所以，虽然理论上 SMs 具有致心律失常的较高风险，但是二者是否真正相关或关联性究竟有多大，尚无最终的结论。与 SMs 不同，迄今为止很少有报道人或动物进行自体干骨髓细胞移植后出现恶性心律失常。据复旦大学附属中山医院经冠状动脉移植自身骨髓单个核细胞治疗心肌梗死近 300 例患者的案例，恶性心律失常的发生率较对照组无增加。对于 iPSC 及 ESCs 移植导致心律失常的相关资料比较矛盾，目前尚无一致性结论。

（二）成瘤性

迄今为止，尚未发现其他成体干细胞在心脏中形成肿瘤。对于成瘤性的考虑主要是针对 ESCs 和 iPSC。但是目前尚未在实验条件下发现 ESCs 移植后在心脏中形成肿瘤或瘤样组织。由于在 iPSC 建立过程中导入了致瘤基因 c-Myc，使得 iPSC 暴露于致瘤风险下，但后来研究发现 c-Myc 并非生成 iPSC 的必需因子，仅利用基因编码 Oct4、Sox2、Klf4 基因的病毒进行转染也会得到 iPSC。除了 c-Myc，病毒载体的随机永久整合也有可能引起基因突变。对此，研究人员利用小分子化合物代替转录因子基因，用转座子代替病毒转换，提高了安全性。目前虽然有研究发现将 iPSC 诱导分化生成的次级神经球细胞植入小鼠大脑后，会促使畸胎瘤的形成，但是在心血管动物模型的 iPSC 自体移植实验研究中均未发现心肌肿瘤的形成，这可能是由于心脏不断收缩产生电活动及机械活化作用所致。另外，由于心肌处于高分化的细胞环境中，也不易形成肿瘤。因此，就目前的动物实验来看，自体移植一定数量的 iPSC 是相对安全的。

（三）免疫排斥反应

机体对异体干细胞的免疫排斥反应一直受到人们的重视，相关研究也较为深入。而对于来自自身组织的 iPSC，既往普遍认为能够被安全地移植到同一个体内并能避免排斥反应。然而通过病毒载体或非病毒载体的方法，从胎儿成纤维细胞重编程而来的自体 iPSC，在基因完全相同的小鼠中产生了意想不到的排斥反应。iPSC 的免疫原性通过病毒载体替代方法可以部分避免，另外，利用微 RNA 干扰小鼠皮肤细胞被诱导为 iPSC，为获得更加安全和更低免疫原性的 iPSC 提供了希望。

（四）微栓塞

Vulliet 等将狗骨髓 MSCs 经冠状动脉注射后发现有微栓塞形成，首次对干细胞经冠状动脉移植的安全性质疑。但是，其他大多数动物实验和临床试验均未发现类似情况。微栓塞发生不仅与细胞的大小和可变形性有关，还与细胞的数量、病变部位的血流速度等相关。

（五）增加支架内再狭窄发生率

对于移植干细胞引发支架内再狭窄发生率增加的担心主要来源于以下机制：不适当的介入操作、高剂量 G–CSF 作为骨髓干细胞动员剂吸引外周血白细胞黏附于支架处内膜、单个核细胞中含有大量炎性细胞等。目前，在标准治疗方案下，尚无证据表明 AMI 患者支架术后 G–CSF 治疗增加冠状动脉再狭窄风险。

第四节　心脏移植

一、心脏移植受体的选择

（一）适合进行心脏移植的疾病类型

适合进行心脏移植的疾病类型主要包括：①各种病因所致的收缩性心力衰竭（EF ＜ 35%），主要包括缺血性心脏病、扩张型心肌病、瓣膜性心脏病及高血压心脏病，并排除淀粉样变性、艾滋病及心脏肉瘤等继发原因。②有顽固性心绞痛的缺血性心脏病，但不适合进行 CABG 或冠状动脉血运重建手术，且经最大耐受量药物治疗无效，也不适合做激光心肌血运重建术或经激光心肌血运重建术后未成功。③顽固性心律失常，如起搏器和心脏除颤器不可控的心律失常；单独电生理治疗或联合药物治疗没有改善的心律失常；不适合射频消融治疗的心律失常。④肥厚型心肌病，经下列各种干预治疗后仍有心功能Ⅳ级症状，包括乙醇室间隔消融术、心肌及肌瘤切除术、最大限度的药物治疗及起搏器治疗。

（二）适合进行心脏移植的患者标准

年龄 55 ～ 65 岁（各中心并不一致）；仅有心脏病，其他脏器功能正常；服从医疗、治疗建议；精神状态稳定且有家庭或伴侣支持。

（三）心脏移植的适应证

心脏移植适用于药物治疗效果不佳，或不能进行其他外科治疗、介入治疗（如血管重建手术、球囊血管成形术、导管射频消融术等），若不进行心脏移植手术治疗，其预期 1 年生存率低于 50% 的终末期心力衰竭患者。在接受严格的药物治疗后，低 EF（20%）、低血钠（＜ 135 mmol/L）、高肺毛细血管楔压（＞ 25 mmHg）、高血浆去甲肾上腺素水平（＞ 600 pg/mL）、心胸比例增加及 VO_{2max} 降低［＜ 10 mL/（kg·min）］等临床指标仍不能得到改善，此类患者预后不良，是心脏移植的适应证。另外，VO_{2max} 在 10 ～ 15 mL/（kg·min）的患者，如果耗氧量持续下降，也应行心脏移植治疗。

（四）心脏移植的禁忌证

绝对禁忌证包括：①年龄＞70岁。②药物干预治疗无效的固定性肺动脉高压。③限制移植后生存率的系统性疾病，如皮肤癌以外的恶性肿瘤、艾滋病、出现多系统损害并处于活动期的系统性红斑狼疮或结节病、移植心脏后有高度复发可能的任何系统性疾病及不可逆的肾或肝功能不全。

相对禁忌证包括：慢性阻塞性肺疾病（COPD）、外周血管或脑血管病变、胃溃疡、有终末期器官损害的胰岛素依赖型糖尿病、既往有恶性肿瘤病史、最近出现的未治疗的肺梗死、目前或最近患有憩室炎、限制患者生存或康复的其他系统性疾病、恶病质、酗酒或滥用药物、有不依从史或干扰远期依从性的精神类疾病及缺乏家庭成员或伴侣的精神心理支持。

二、心脏移植受体的管理

（一）终末期心力衰竭的病因及潜在心脏移植受体的评估

已知感染（病毒）、炎症、中毒、代谢性和家族性的病因可以引发扩张型心肌病。少见的移植适应证包括难治性心绞痛、顽固性恶性室性心律失常、移植物冠状动脉病变、瓣膜性或先天性心脏病引起的心力衰竭及非常局限的心脏肿瘤。随着个体化药物治疗、高风险的激光心肌血运重建术以及新型抗心律失常药物和设备的日益普及，人们对不可逆性心力衰竭的看法正在改变。

初步评估对心脏移植至关重要，大多数患者应符合缺血性心脏病或原发性扩张型心肌病引起的心功能Ⅲ级或Ⅳ级标准。潜在心脏移植受体的初步评估包括全面的病史和体格检查、胸部X线检查、常规血液及生化检查、有限的血清学检查（感染性疾病）及VO_{2max}运动试验。虽然多数患者已经接受心脏右心导管检查及冠状动脉造影检查，但是移植中心需在常规治疗间隔后重复做右心导管检查，以排除不可逆的肺动脉高压患者。对冠状动脉造影检查结果应当再次进行审查，以确认缺血性心肌病患者的冠状动脉病变无手术机会。所有病史小于6个月的非缺血心肌病患者都应行心内膜心肌活检术，以协助治疗决策。选择移植的患者应有完整的常规术前评估包括甲状腺功能、空腹和餐后血糖、肌酐清除率、脂蛋白电泳、病毒滴度、真菌血清学检查、十二导联心电图、动态心电图、超声心动图、肺功能检查、群体反应性抗体和人类白细胞抗原（HLA）分型。选定的患者应行腹部超声、颈动脉及下肢动静脉多普勒超声检查，并进行食管、胃、十二指肠镜检以及恶性肿瘤筛查。

（二）潜在心脏移植受体的管理

1.个体化药物治疗

终末期心力衰竭患者的药物治疗可提高患者的生活质量和长期预后。常规门诊治疗充血性心力衰竭的药物包括ACEI、β受体阻滞剂和利尿剂（特别是螺内酯）。中、重度充血性心力衰竭的药物治疗也可提高患者的存活率。

2.药物治疗过渡到心脏移植

心功能极度受损的患者需要入院，在重症监护室（ICU）静脉应用正性肌力药物（米力农、多巴酚丁胺、多巴胺等）治疗。初始药物治疗效果不佳的难治性心力衰竭患者有必要放置主动脉内球囊反搏（IABP）。给予大量药物与IABP治疗，患者仍持续有肺淤血或全身低灌注表现，可以放置机械辅助循环（MCS）装置来改善血流动力学状况以过渡到心脏移植。

3. MCS过渡到心脏移植

由于心脏移植供体与受体之间的矛盾，一些患者需要进行MCS装置以过渡到心脏移植。大量药物支持治疗24～48小时，血流动力学仍不稳定的潜在心脏移植受体，可以采用心室辅助装置（VAD）或全人工心脏（TAH）治疗。这些装置很少能够撤除，因此安置VAD或TAH前仔细审查患者的移植候选人资格是非常重要的。

（三）影响受体选择的常见因素

确立心脏受体选择标准的目的是在供心资源短缺时，从终末期心力衰竭患者中甄选出心脏移植术后获益最大的患者。随着对影响心脏移植术后生存的多种因素的处理经验愈加丰富和技术的进步，受体选择标准随之发生了很大变化。然而，受体选择标准中最基本的原则并没有改变，受体仍旧应该是那些存在严重心脏疾病，且任何保守治疗都无效的患者。近年来，心力衰竭治疗措施有明显进步，真正意义上的终末期心力衰竭的定义不断更新，故恰当的心脏移植应该是针对已慎重使用过较新治疗方案仍无法改善病情的患者。

当前，大多数心脏移植患者术前接受过心力衰竭治疗中心的积极治疗，且反复住院，最终治疗失败。很多患者长期住院是因为需要持续静脉使用正性心肌药物或者需要MCS装置。院外患者行心脏移植，筛选的关键是首先要确定谁预后最差。极量运动时的峰值氧耗量是评估预后的最好手段之一，VO_{2max}低于15 mL/（kg·min）提示预后不良，低于14 mL/（kg·min）通常是院外患者行心脏移植的最低要求。

1. 年龄

以往心脏移植对受体的年龄有严格要求，但实际年龄与生理学上的年龄有明显的差异。多个来自单中心的报道表明，经严格挑选的老年患者行心脏移植，术后生存率同样令人满意。目前大多数移植中心不特别设置年龄上限，但是对年龄＞65岁、不合并其他疾病的老年患者需严格筛选。

2. 严重的外周血管疾病和脑血管疾病

血管性疾病可因非心脏原因降低患者的生存率，同时降低患者的生活质量。血管性疾病的危险因素也是诱发移植心脏血管病变的主要危险因素。因此，严重的非心脏原因的血管性疾病是心脏移植的主要禁忌证之一。但血管性疾病到何种程度不宜行心脏移植，确立标准非常困难。

3. 不可逆的其他脏器功能不全

不可逆的其他脏器功能不全指可能明显限制患者存活的其他器官的功能不全，主要指肺、肝及肾功能不全，通常被认为是心脏移植的禁忌证。近年来，实体脏器移植水平普遍提高，一些中心已着手对严格筛选的患者行多器官联合移植。对需要行多器官联合移植的患者可以推荐到这样的移植中心治疗。

4. 恶性肿瘤病史

长期使用免疫抑制剂可增加恶性肿瘤发病率，既往的恶性肿瘤更易复发，现有的恶性肿瘤可进一步恶化。有相当多的报道表明，以往有恶性肿瘤病史且认为基本无复发可能的患者，心脏移植可获得长期的存活。这类患者移植术前发生终末期心脏病，往往是化学药物治疗和（或）放射治疗的后果。恶性肿瘤仅在短期内未见复发，或复发的可能性不能确定，这类患者若拟行心脏移植，术前与肿瘤病专家一起行预后分析实属必要。

5. 不能或不愿意遵循复杂的治疗程序

长期以来，社会心理综合评价一直是能否行心脏移植需要考虑的因素。评价内容包括既往治疗和医学随访的依从性、家庭条件及来自社会的支持力度。这些评估很难做到量化。重点考虑的还有既往有无服用毒品史及是否拒绝药物治疗。关于社会价值的尺度，包括自闭状态、智力障碍的水平、医疗保险以及家庭支持与和睦程度等都很难精确评价，也不是术前重点考虑的内容。

6. 不可逆的肺动脉高压

早期的心脏移植研究发现，当受体的肺血管阻力本身就高时，供心植入后右室后负荷突然升高，常发生急性右心衰竭，且在手术台上就可出现。此后，受体肺血管阻力 > 4 Wood Unit 即禁忌心脏移植术。近年来，人们认识到部分慢性心力衰竭患者其肺动脉高压是可逆的。在导管室行介入检查，或在 ICU 行血流动力学监测，结合药物试验，可立即检测出肺动脉高压是否可逆。这种方法证实可逆性肺动脉高压行心脏移植通常可以获得较好的预后，因为推测在心脏移植后肺动脉高压也是可逆转的。目前，心血管专家常在导管室联合使用正性肌力药物和扩血管药物，在保证体循环的压力下测试肺血管阻力增高是否可逆。大部分移植中心仍旧认为不可逆的肺动脉高压是心脏移植的禁忌证，除非考虑行心肺联合移植。

7. 全身性感染活动期

通常认为，明显的全身性感染也是应用免疫抑制剂的禁忌证，因为免疫抑制剂可降低对感染的全身防御反应。因此，全身性感染是心脏移植的禁忌证之一（有时是暂时的）。有些被认为是非暂时性的感染性疾病，如人类免疫缺陷病毒（HIV）感染和血行播散型肺结核，不能行心脏移植，但也有为 HIV 阳性患者成功实施脏器移植的报道。

三、供体的处理

积极纠正血流动力学紊乱和代谢异常，可使更多的患者符合供体选择标准。脑损伤患者因常合并有神经源性休克、体液丢失过多和心动过缓，可导致血流动力学不稳定。应纠正低血容量、代谢紊乱和激素的异常。故应输注液体使中心静脉压维持在 $5 \sim 10 \ cmH_2O$[①]，谨慎输血使血细胞比容 > 30%。输血应优先使用巨细胞病毒阴性和去除白细胞的血液。正性肌力药物应尽可能少用。纠正代谢紊乱，如酸中毒、低氧血症和高碳酸血症。脑损伤患者常伴有体内激素含量异常，必要时给予激素替代治疗，如补充血管加压素、甲状腺素、甲泼尼龙、胰岛素等。

对供体候选者应采取如下处理策略：首先对候选者采用传统处理方案，包括纠正血容量和纠正酸中毒、低氧血症、贫血，逐步减少正性肌力药物的使用。然后行超声心动图检查，了解患者有无器质性心脏病并评价左心功能。如果 LVEF ≥ 45%，供体心脏符合移植标准；

---

① 1 cmH_2O=0.1 kPa。

如 LVEF < 45%，建议补充相关激素，如血管加压素、甲状腺素、甲泼尼龙和胰岛素等，并置入肺动脉导管以指导治疗血流动力学紊乱。只有达到适当的血流动力学标准时［MAP > 60 mmHg，肺毛细血管楔压为 8 ~ 12 mmHg，中心静脉压为 8 ~ 12 cmH$_2$O，外周血管阻力为 800 ~ 1 200 dyn①·s·cm^{-5}，心指数 > 2.4 L/（min·m^2），多巴胺和多巴酚丁胺给药速度 < 10μg/（kg·min）］，供体的心脏方能考虑适合移植。

四、供体和受体匹配及供体的获取、保存

（一）供体和受体的匹配

心脏移植供体和受体的匹配包括 ABO 血型匹配和身高、体重匹配。

1. ABO 血型匹配

ABO 血型匹配是绝对必要的，因为不匹配可导致移植术后数分钟内即发生超急性排斥反应。HLA 配型检测因实验条件和缺血时间的限制，被认为对心脏移植不适合。群体反应性抗体（PRA）滴度升高的患者提示对 HLA 的高敏反应（通常由既往输血或妊娠导致），术前行供体和受体的淋巴细胞交叉配型很有必要。受体体内存在供体的 HLA 抗体，可出现交叉配型阳性反应。出现阳性反应说明受体不能接受供体器官，移植后会出现超急性排斥反应。

2. 身高、体重匹配

身高、体重相差不超过 20% 符合匹配要求，但如受体有肺血管阻力增高，供体的身高和体重不能低于受体，这样做的目的是降低急性右心衰竭的可能性。

（二）供体的获取、保存

供体的获取应分步骤进行，分别由当地器官获取组织、负责移植术的医生、负责切取心脏的医生参与。首先，由当地器官获取组织的专家进行初步的筛选，通过收集供体相关信息，包括病史、死亡原因、身高、体重、ABO 血型、血清学检查以及临床经过等。然后，由负责移植术的医生根据病史、体检和辅助检查结果进一步筛选，辅助检查包括常规心电图、胸片、实验室检查以及超声心动图检查。最后，负责切取心脏的医生在切取术中可直接行心脏检查，切取心脏的地方常离移植中心较远，切取心脏的医生应与切取其他脏器的医生密切配合。

随着心脏保存技术的改进，供体心脏能耐受更长时间的缺血，故能更长距离地运送，使心脏供体库不断扩大。目前，较为安全的供体心脏冷缺血时间为 4 ~ 6 小时。

五、术后管理

（一）免疫抑制

心脏移植的术后处理与其他心脏手术相比，最突出的不同之处是前者需要使用免疫抑制剂，抑制机体对同种异源心脏的排斥反应。不同的移植中心其方案也往往不同，且差别很大，这一差别似乎随心脏移植术的发展还在扩大。目前使用的免疫抑制剂都不是特异性作用于心脏的，而是非特异性抑制机体对所有外源性抗原的反应。所以，目前的免疫抑制方案都可能带来术后感染或恶性肿瘤复发等并发症。

---

① 1 dyn=10^{-5} N。

目前大多数移植中心都在术中即开始免疫抑制治疗，通常是三种药物联合应用。大多数包括一种钙调神经蛋白抑制剂（环孢素 A 或他克莫司）、淋巴细胞增殖抑制剂（硫唑嘌呤、吗替麦考酚酯或西罗莫司）以及糖皮质激素（至少短期使用）。围手术期还常采用"诱导"方案，药物采用多克隆抗体（抗胸腺细胞制剂）或单克隆抗体（小鼠抗人 CD3 单克隆抗体，如 Orthoclone OKT3），目的是减少早期排斥反应的发生，降低早期排斥反应的程度。最近应用的单克隆抗体如达利珠单抗或巴利昔单抗，其作用是阻断白介素 –2（IL–2）受体，预防对移植心脏的排斥反应，无全身性免疫抑制作用。围手术期后逐步减少免疫抑制剂的剂量，这一调整过程须严格个体化，选用的方案取决于排斥反应程度、药物耐受程度、药物并发症和原先的免疫抑制方案。

（二）常见术后并发症及其处理

1. 排斥反应

与其他移植器官一样，植入的心脏也会受到机体免疫系统的攻击。这种攻击如不给予处理，最终可导致移植器官彻底失去功能。前文提及的免疫抑制剂可不同程度地降低患者的排斥反应。监测排斥反应可根据临床表现及超声心动图的检查结果制订相应的免疫抑制方案。通常应用右室心内膜心肌活检，根据国际统一的分级标准，活检标本可行排斥反应评分。根据排斥反应评分结合临床表现和心脏超声检查结果，可判断是否需要强化免疫抑制治疗。心内膜心肌活检通常在 X 线指导下经皮穿刺右颈内静脉进行，大多数移植中心在移植术后一年内需定期为患者行心肌活检，此后根据患者情况不定期行心肌活检。

2. 感染

在心脏移植手术中，术后感染是经常出现的并发症，也是心脏移植常见的致死原因。术后早期与晚期均可能发生感染，主要与患者术后身体的抵抗力较低和使用免疫抑制剂有关。另外，长期留置气管插管、引流管及导尿管也是出现感染的关键因素。当前术后最常见的感染是肺部感染，所以需对呼吸道管理加以重视，如及时吸痰，行细菌培养与药物敏感试验，给予相应的呼气末正压，预防肺不张与肺泡膨胀不全，鼓励患者加以呼吸锻炼，降低出现肺部感染的概率。

Stevenson 针对心脏移植后感染的发生率与时间、病原体及相关处理做出全方位总结。其认为引发心脏移植患者感染常见的病原体是细菌，细菌所致感染的发生率大约为 43%，一般出现于术后 1 ~ 3 周。病毒感染大多发生于术后 2 周，常见的有单纯疱疹病毒与巨细胞病毒感染，其感染率约为 42%。真菌感染率为 10%，最常见的真菌是念珠菌。所以，术后早期应及时做 X 线检查、痰培养及胸腔积液的细菌培养等相关检查，尽量早地拔掉各类侵入性的管道对管道的前段行细菌培养。定期做细菌培养与药物过敏试验来预防远期感染，若出现感染症状，务必及时使用广谱抗生素控制感染，等明确病原体以后，再更换抗感染药物。

3. 恶性肿瘤

移植术后患者中恶性肿瘤的发生率有高于普通人群的倾向，是非特异性免疫抑制剂带来的另一后果。早期发现和及时治疗恶性肿瘤是器官移植术后随访医生的基本技能之一。在 Penn（佩恩）博士的指导下，移植术后临床肿瘤登记已经多年。登记结果足以证实，移植术后在普通人群中常见的肿瘤发生率并未增加，但是恶性淋巴增生和皮肤癌的发病率增加得尤为显著。术后发生的恶性淋巴增生，通常称为移植术后淋巴增生性障碍，主要表现为 B 淋巴细胞的异常增殖，大部分由人类疱疹病毒 4 型（EB 病毒）感染引发。该疾病临床表现多样，与常见的淋巴瘤不同，70% 以上的患者有淋巴结外侵犯。减少免疫抑制剂，瘤体可进行性缩小。但对于心脏这类维持生命所必需的移植物而言，停用抑制剂的措施实在是一把"双刃剑"。传统的细胞毒性药物治疗这类恶性肿瘤有效率低，新兴的靶向抗体，如抗 CD20 抗体利妥昔单抗，其治疗疗效较为突出。

4. 冠状动脉病变

影响术后远期存活率最主要的并发症是发生在移植心脏冠状动脉的病变。与普通人相比，移植术后冠状动脉病变的发病年龄提前，病变更为弥漫，且常迅速发展为完全闭塞性病变。病变原因很可能是多因素的，如免疫反应（HLA 和其他抗原不匹配）、炎症（巨细胞病毒和其他病原体感染）及多种常见危险因素并存（血脂异常、糖尿病等）。移植术后 1 年，10% 的患者行冠状动脉造影可发现异常；术后第 5 年，则有 50% 可见异常。内膜增厚是术后冠状动脉病变的特征之一，血管内超声可灵敏地识别内膜增厚，近年来用于早期发现术后冠状动脉病变。在免疫抑制剂的新药临床试验中，血管内超声测得的内膜增厚常作为替代终点，用来评估改变免疫抑制治疗后冠状动脉病变的发生率。

移植心脏缺乏传入和传出神经纤维，心肌缺血时患者通常无心绞痛症状。心肌缺血可引发心律失常，严重的会导致猝死。心肌缺血还能引起左心室功能下降，严重者出现心力衰竭症状。移植术后的冠状动脉病变多为弥漫性，此时行介入治疗或外科手术的效果常不理想，最终的解决办法是再次心脏移植。术后冠状动脉病变一旦出现心血管事件，提示预后很差。有研究报道，心血管事件出现后 1 年存活率仅 18% ~ 20%。再次心脏移植术患者，其术后存活率仅略低于初次移植术后患者。然而，用有限的供体心脏来治疗移植术后冠状动脉病变，这一治疗措施备受争议。

5. 心律失常致命性

针对心脏移植术后窦房结功能紊乱，早期可采用药物治疗，术后 1 周内可经静脉给予异丙肾上腺素，维持窦性心率在 110~120 次 / 分，或安装临时起搏器。对于房性和室性心律失常，要针对病因治疗，及时给予抗心律失常药物，如利多卡因、普罗帕酮和胺碘酮等。

第五节　机械辅助循环装置

尽管目前治疗心力衰竭的许多药物及非药物方法不断涌现，但仍有大量心力衰竭患者不可避免地发展到终末期，或在某些情况下心功能急剧恶化。而机械辅助循环（MCS）装置的应用能为这些患者提供一个有效的措施，可帮助这些患者脱离危险期，过渡到安全期。目前，临床应用较多的 MCS 装置包括 VAD、IABP、心室辅助系统（Impella 系统）及体外膜氧合器（ECMO）。其中，VAD 占据着最重要的地位。

一、心室辅助装置

按 VAD 的功能可分为左室辅助装置（LVAD）、右室辅助装置（RVAD）、双心室辅助装置

（BiVAD）以及 TAH。LVAD 是一种以驱动血液流动、辅助左室维持全身血液供应为主要功能的装置，其主要结构包括驱动血液流动的血泵、控制系统和动力系统，是目前最具有发展前途，也是应用最多的 VAD。自 2010 年美国食品药品监督管理局（FDA）批准 LVAD 用于终末期心力衰竭治疗后，LVAD 被临床医生认为是持续、有效、相对安全的心脏移植的替代治疗，目前接受该项治疗者在终末期心力衰竭患者中的比例也逐渐提升。

（一）左室辅助装置的分类及其选择

1. 根据血流形式的不同

根据血流形式的不同可以将 LVAD 分为提供非搏动血流的 LVAD 和提供搏动血流的 LVAD。搏动血流泵较为符合生理特点，发展较为成熟，目前 FDA 已批准 5 种搏动血流泵在临床应用。

2. 根据左室辅助装置是否植入体内

根据 LVAD 是否植入体内可以将 LVAD 分为体旁型 LVAD 和可植入型 LVAD。体旁型 LVAD 是指将血泵安置在患者体外，通过引流管穿过皮肤与患者的心脏血管相连，由于其不用植入患者体内，因此可用于身材较小的患者（体表面积小至 0.8 m^2），但这种情况下血流量较小，应注意增加抗凝药物的用量。由于受到其驱动控制系统的限制，患者活动范围较小。目前已获 FDA 批准的体旁型 LVAD 有 2 种。可植入型 LVAD 是指植入到患者体内（腹膜腔或腹膜外间隙）起心脏辅助循环作用的装置，可植入型 LVAD 的血泵体积较大，一定程度上受到患者体表面积的限制，目前植入此类装置的患者的最小体表面积为 1.5 m^2，这种安置方式有较好的外观，且患者有较好的自理及活动能力，但仍需有穿过皮肤的管道供应能量和补偿体内血泵的容积变化。目前已有 3 种可植入型 LVAD 被美国 FDA 批准应用于临床。

3. 根据驱动方式的不同

根据驱动方式的不同分为气动式 LVAD 和电动式 LVAD。其中，电动式 LVAD 的机械故障是一个重要问题。目前临床上使用较多的装置，如 Heart Mate VE 是一种可植入腹前壁或腹腔内的搏动型血泵，属于电动式（危急时可气动）LVAD；Abiomed BVS 5000 是一种置于体外的搏动型血泵，属于气动式 LVAD。

随着科技的发展，各种各样的 LVAD 被应用于临床。一方面增加了选择的范围，另一方面也增加了选择的难度。临床医生应力争为患者选择最合适的 LVAD。选择时应该考虑到以下问题：心脏原发疾病的种类和严重程度、预期患者需要辅助的时间长短、当时当地心脏直视手术（心脏移植）的开展情况、心脏供体的紧缺程度、本单位已有的 LVAD 种类及该类 LVAD 可能引起的并发症、患者的经济情况、术后支持及院外的协作情况等。因此，恰当地选择 LVAD 是一个综合性问题。对于患者而言，合适的装置可能并非只有一种，尽早选择医生所熟悉的 LVAD 是获得良好疗效的关键。

（二）左室辅助装置的作用机制

1. 血流动力学作用

应用 LVAD 可增强心力衰竭患者的心功能，降低血管紧张素原的释放及活动，从而提高肾血流量，降低交感神经兴奋性，降低左心房收缩力，减少心房利钠肽释放，还可降低右心房压及收缩力，增加患者活动耐受力，使心力衰竭患者的自理能力增强。应用 LVAD 的患者在肾功能和活动能力等方面的改善都证明血流动力学得到了有效的恢复。患者在移植前的病死率降低了 55%，并且移植后 1 年的生存率增加了 26%。Tulio 等在临床观察中证明，长期或永久安置 LVAD 的患者生存率和生活质量优于应用传统药物治疗的患者。应用 LVAD 的患者在活动能力上明显优于未安置 LVAD 的心力衰竭患者。

2. 心肌细胞和细胞外基质的变化

心力衰竭患者心肌细胞的标志性特点是心肌细胞肥大。很多研究提示，使用 LVAD 后可以使肥大的心肌细胞转变为正常心肌细胞的大小。Zafeiridis 等早期进行的一项研究显示，使用 LVAD 后心肌细胞的长度、宽度和体积均相应减小，其中细胞长度的变化最显著。另外，有些研究评价了使用 LVAD 后心肌基质内胶原水平的变化，得到了不同的结论：有的研究观察到使用 LVAD 后基质内胶原沉积减少，胶原含量降低；另一些研究则得到相反的结论。Li YY 等研究发现胶原形成和降解平衡的改变与基质金属蛋白酶及其抑制剂有关。心力衰竭患者活动能力的改善和心功能的恢复不仅是由于 LVAD 替代了心脏泵的作用，还与其在分子层面上对心肌细胞起到改善作用有关。

Terracciano 等通过观察临床康复的患者发现，在药物治疗的基础上，植入 LVAD 的终末期心力衰竭患者的心功能得到了恢复，而心功能的恢复是由于其改善了兴奋 - 收缩耦联机制及 Ca^{2+} 储存和释放功能，从而改善了心肌细胞的收缩和舒张能力，而不是因为 LVAD 改变了心肌细胞大小。Emma 等的研究发现，使用 LVAD 后，心肌细胞的细胞骨架蛋白在合成上发生了改变，证明了这种改变是在肌节和非肌节蛋白的转录和翻译上的特殊变化。在临床康复的患者体内，心肌细胞增加了恢复过程中核纤层蛋白 A/C［脊椎动物细胞中有三种类型的核纤层蛋白（A、B、C），核纤层蛋白 A 和 C 是由同一个转录单位编码的，只不过是通过可变剪接形成不同的 mRNA］的表达；同时可在临床康复患者的心肌细胞中见到肌动蛋白 α_1 增加，肌动蛋白 α_2 减少。这种变化使心力衰竭患者在应用 LVAD 后有心肌细胞内部结构发生逆转的可能。Paul 等在临床研究中发现，应用 LVAD 的患者心肌细胞中 IGF-1 基因的表达增加，IGF-1 的增加可影响心肌细胞的收缩力，某些临床研究表明，心力衰竭患者治疗效果的好坏与其治疗后 IGF-1 升高的程度有关，虽然这种诱发机制还不明确，但使用 LVAD 治疗后的这种微观改变是十分明确的。

3. 影响 β 受体的调节

在慢性心力衰竭患者体内，β 受体发生下调，使用 LVAD 后可以改善这种不利的情况。Perino 等将使用了 LVAD 的患者的心肌组织与正常人的心肌组织进行了对比，发现使用 LVAD 能够抑制磷脂酰肌醇激酶的活性，从而使细胞质膜上的 β 受体水平正常化，减少细胞内膜结构上的 β 受体。随后的一些研究也证实了这一点。Schnee 等还发现使用 LVAD 后 β 受体由异常的聚集式分布转向正常的均质式分布。

4. 影响 Ca^{2+} 转运

肌肉收缩与 Ca^{2+} 有关，在心力衰竭患者体内 Ca^{2+} 转运情况发生改变，这些改变可能导致心力衰竭患者的心肌收缩力减低。Chaudhary 等评估了心力衰竭患者和心力衰竭后使用 LVAD 患者的 Ca^{2+} 转运情况，发现后者心肌细胞的 Ca^{2+} 转运情况更接近于非心力衰竭患者。相关研究显示，Ca^{2+} 转运情况的改变可能与肌膜上钙通道介导的 Ca^{2+} 快速内流、肌质网钙容量增加以及动作电位时程缩短等因素有关。

5. 影响基因和微 RNA 的表达

Blaxall 等首先进行了该领域的研究，他们对 6 位患者的基因进行了研究，发现使用 LVAD 后可能会引起部分基因表达方式的改变。之后的研究提示，多种基因的上调和下调都参与心力衰竭的发病机制，并与抑制心肌重塑有一定的关系，使用 LVAD 可能通过影响这部分基因的表达而延缓心力衰竭的进展。Margulies 等进行了一项大规模的基因微阵列研究，发现使用 LVAD 前后 3 088 种基因的转录水平发生了变化（有统计学意义）。Matkovich 等从非心力衰竭患者、心力衰竭患者以及使用 LVAD 的心力衰竭患者 3 组患者中分别取心肌组织，对组织中的微 RNA 进行了微阵列分析，发现在心力衰竭患者的心肌组织中有 28 种微 RNA 的水平为非心力衰竭患者的 2 倍，然而在使用 LVAD 的心力衰竭患者的心肌组织中，这些微 RNA 的水平几乎恢复正常。

总之，关于使用 LVAD 后出现临床获益的机制还有很多问题有待研究，其中最关键的是究竟哪种机制在持续抑制左室心肌重塑中起到了最重要的作用。最近的文献指出，应用 LVAD 的患者肺动脉压力降低，而肺动脉高压是否存在，对于患者进行心脏移植的预后有重要的影响。因此，在有肺动脉高压且等待心脏移植的患者的常规治疗中，应积极考虑使用 LVAD。同样，Gojo 等人在临床试验中证明，AMI 患者在应用 LVAD 一段时间后，给予移植骨髓干细胞，心功能有了很好的恢复，这种新奇的治疗方法为缺血性心脏病导致心力衰竭的患者提供了一条心脏移植以外的治疗途径。

（三）应用左室辅助装置的适应证

1. 用于心脏功能可恢复的短期支持治疗

（1）终末期心力衰竭

患者在等待心脏移植的过程中出现慢性心力衰竭是最标准的应用 LVAD 的指征。由于供心不足，全球约有 29% 的终末期心力衰竭患者因等不到合适的供心而死亡，应用 LVAD 可暂时稳定循环，避免多器官功能衰竭，既可为争取合适的供心赢得时间，又可提高心脏移植的成功率。Meyns 等总结了 47 例患者在等待心脏移植的过程中，用 LVAD 辅助循环行过渡支持的适应证，包括突然休克、缺血性疾病、心脏术后心力衰竭、慢性心力衰竭恶化、移植的心脏功能不全、心肌炎等。Reiss 等报道了 7 例患者（7～18 岁，平均 13.5 岁）行心脏辅助循环治疗，其中 4 例患者（3 个左室辅助，1 个双室辅助）在辅助循环治疗 163（56～258）天后成功进行了心脏移植。Idelchik 等分析了 18 例终末期心力衰竭伴难治性休克患者接受 LVAD 治疗的情况。其中 17 例接受了 IABP 治疗，有 14 例患者过渡到可植入性型 LVAD 治疗或原位心脏移植治疗，1 个月和 6 个月的病死率分别是 27% 和 33%，无 LVAD 相关死亡，表明对终末期心力衰竭的患者，LVAD 是有效的过渡性治疗。Gregoric 等报道 9 例难治性左心衰伴休克及多脏器衰竭的患者（平均年龄 37.7 岁）接受 LVAD 治疗，循环支持时间 1～22 天（平均 5.9 天），3 例过渡到心脏移植，6 例过渡到可植入性型 LVAD 治疗，1 例在 LVAD 治疗 587 天后死亡，治疗显示 LVAD 改善了患者全身状况，降低了心脏移植手术风险。

（2）心脏手术后发生严重低心排血量综合征或心力衰竭

据报道，心脏直视手术后约有 1% 的患者因严重的低心排血量综合征而不能脱离体外循环机，使用各种药物和 IABP 亦不能脱离体外循环机，需用 LVAD 进行心脏辅助循环支持，减轻心脏负担，促使心肌功能逐渐恢复，再撤离 LVAD。Loisance 等报道了 11 例不能脱离体外循环机的患者用 LVAD 辅助循环支持，其成功率为 67%。

（3）急性心肌梗死并发心源性休克

这些患者行血运重建治疗，虽可以提高生存率，但仍有 50%～ 70% 患者于 1 个月内死亡，不可逆的泵衰竭引起循环衰竭和重要器官灌注减少是高病死率的重要原因。由于这类患者冠状动脉病变严重或心肌有不可逆的严重损害，左室心肌至少有 40% 受损，不能行冠状动脉搭桥手术而血流动力学又极不稳定，所以 LVAD 辅助循环就成为有限的治疗手段之一。它可以暂时稳定血流动力学，促进心肌功能的改善，为进一步采用其他治疗赢得时间或长期支持。Loisance 等报道了 31 例药物治疗无效的心源性休克患者经 LVAD 辅助循环支持后，生存率明显改善。最近两个研究随机比较了 LVAD 和 IABP 在 AMI 并发心源性休克中的疗效，共 83 例患者随机接受治疗，LVAD 治疗组主要终点心脏指数及肾功能明显改善，血清乳酸水平降低，但 30 天病死率与 IABP 治疗组无明显差别。

（4）心肌炎及心肌病

急性心肌炎及严重的心肌病，由于心肌功能障碍导致血流动力学严重紊乱，可临时应用 LVAD 进行辅助循环支持，稳定血流动力学，为心肌功能的恢复赢得时间及避免多器官功能的衰竭。Muller 等报道 17 例非缺血性的自发性扩张型心肌病患者植入 LVAD 进行心脏辅助循环支持后，全部患者的心指数 < 1.6 L/（min·m^2），LVEF < 16%，左室舒张末期直径 > 68 mm，其中 5 例患者成功撤离 LVAD。Marelli 等报道了 3 例巨细胞心肌炎患者，1 例患者成功脱离 LVAD，1 例患者死亡，1 例患者成功进行了心脏移植。Davies 等报道了 1 例患有心肌炎的女孩经 68 天的 LVAD 辅助循环支持后成功撤离 LVAD，期间通过超声心动图和心室插管来评价心脏恢复情况，其辅助时间可作为心肌炎患者 LVAD 辅助时间的参考。由于少数患者的心功能恢复情况很难预料，LVAD 应尽早应用。

（5）室性心律失常

室性心律失常不是应用 LVAD 的传统标准，因而在实施 LVAD 辅助循环之前应先使用药物及电复律等纠正，若室性心律失常仍顽固存在，严重影响血流动力学，才考虑应用心脏辅助循环。由于这类患者右心功能往往也较差，宜应用 BiVAD 辅助循环支持。

（6）高危心脏手术

有些严重的缺血性或瓣膜性心脏病患者经过外科手术治疗，纠正其病变后可能不需心脏移植，但这类外科手术风险极高，需常规备用 LVAD 及术前向移植机关登记列入心脏移植的等待计划中，以避免手术失败或不能脱离体外循环机。开胸术后仍有约 1% 的患者因严重心力衰竭需短期行辅助循环支持。在严重的心源性休克之前早期运用辅助循环支持和选择适当的支持类型，是开胸术后成功实现循环支持的关键。

2. 心脏移植前的过渡治疗

心脏移植前的过渡治疗为中长期辅助，辅助时间为 1 个月至 1 年，甚至 1 年以上。用于适合心脏移植的各种终末期心力衰竭患者，他们在获得心脏供体前病情恶化，移植前需要 LVAD 辅助循环支持。约 5% 的患者在 LVAD 辅助循环支持后心室功能恢复，可拔除装置，不需要接受心脏移植。

3. 长期支持治疗

长期支持治疗即长期植入 MCS 装置，从而替代心脏移植。自 2001 年 MCS 治疗充血性心力衰竭的随机评价试验（REMATCH）证实 LVAD 永久植入的可行性之后，美国多家医院开展了长期支持治疗计划。

LVAD 主要应用于心脏术后心功能不全、心脏移植前的临时支持治疗及晚期心力衰竭的永久支持治疗。其中，永久支持治疗仅限于不可逆的心力衰竭终末期，不适合心脏移植的患者。REMATCH 研究表明 LVAD 比常规药物治疗能更显著地改善患者的生活质量。其给出了应用 LVAD 的初选标准：心功能Ⅳ级已有 90 天，给予最大强心药物治疗量后 LVEF < 25%，VO_{2max} < 12 mL/(kg·min)。放宽范围为：心功能Ⅳ级已有 60 天，VO_{2max} < 12 mL/(kg·min)；或者患者依赖血管收缩药或通过 IABP 维持循环，心功能Ⅲ级或Ⅳ级已有 28 天。随着 LVAD 的改进及整体医疗技术的进步，LVAD 的应用越来越广泛。其适应证目前尚无统一的标准，结合上述标准对病例做出恰当的选择，对左室辅助循环具有十分重要的意义。

LVAD 或 BiVAD 可作为心脏移植的过渡或替代。对使用优化药物或器械治疗后仍处于终末期心力衰竭的患者，如适合心脏移植，则在等待心脏移植的过程中可置入 LVAD 以改善症状，降低因心力衰竭恶化住院和过早死亡的风险（Ⅰ类，B 级）。若不适合心脏移植，但患者能以良好的心功能状态预期生存大于 1 年，可置入 LVAD（Ⅱa 类推荐，B 级证据）。

（四）左室辅助装置临床应用的影响因素及禁忌证

1. 心脏因素

（1）右心室衰竭

右心室衰竭是造成围手术期死亡的主要原因之一。需行心脏移植的心力衰竭患者多伴有较高的肺血管阻力，在 LVAD 辅助循环支持及心脏移植早期，该状态可能持续存在并通过心室间的相互作用等诱发右心力衰竭。若存在肺血管及右心的病变等也可出现右心衰竭，这种情况最好采用 BiVAD 辅助循环支持。

（2）心瓣膜损害

慢性心力衰竭伴二尖瓣反流者 LVAD 辅助循环支持无效，必须予以纠正。慢性心力衰竭伴二尖瓣狭窄、主动脉瓣狭窄或主动脉瓣关闭不全等，虽然不是 LVAD 辅助循环支持的绝对禁忌，但术前也应对其处理，以减轻其对心脏循环的影响。

（3）冠状动脉病变

对冠状动脉搭桥手术后考虑 LVAD 辅助循环支持的患者，首先要评估冠状动脉病变程度，要尽量发挥桥血管的功能。

（4）心律失常

心律失常是应用 LVAD 的特殊指征。若是顽固性心律失常，应用 BiVAD 辅助循环支持。Fasseas 等对 2 例室性心律失常患者应用 LVAD 辅助循环支持，1 例死亡，1 例成功进行了心脏移植，显示短期的 LVAD 辅助循环支持对室性心律失常是有效的。

（5）房间隔或室间隔缺损

房间隔或室间隔缺损尽管不是应用 LVAD 辅助循环支持的禁忌证，仍需进行全面评价。

因为应用 LVAD 辅助循环支持后，左心负荷减轻，可增加右向左分流而导致缺氧。

2. 心脏外因素

（1）中枢神经系统的功能

患者的中枢神经系统功能情况对是否应用 LVAD 辅助循环支持非常重要，但对其做出评价却非常困难，尤其是临时应用 LVAD 辅助循环支持者。此外，最好对患者耐受 LVAD 辅助循环支持的心理能力进行评价。急性脑损伤瞳孔散大、固定者为 LVAD 辅助循环支持的禁忌证。

（2）肺功能

成人呼吸窘迫综合征、严重限制性或阻塞性通气功能障碍是应用 LVAD 辅助循环支持的禁忌证。机械辅助呼吸是应用 LVAD 的危险因素，并非禁忌。应用 LVAD 辅助循环支持后，随着心排血量的增加，肺功能可得到改善。

（3）肝功能

心力衰竭可导致肝功能损害，当肝功能严重损害并导致凝血功能障碍时，应为 LVAD 辅助循环支持的禁忌证，但 LVAD 辅助循环支持前给予维生素 K 及新鲜血浆纠正凝血功能障碍后可显著改善疗效。

（4）肾功能

肾功能不全是 LVAD 辅助循环支持的高危因素。透析患者禁用 LVAD 辅助循环支持。当急性肾衰竭时，尿量小于 20 mL/h 且持续 24 小时，血尿素氮（BUN）＞ 35.7 mmol/L 或肌酐（Cr）＞ 442 μmol/L 时，应避免应用 LVAD 辅助循环支持。

（5）感染

感染是 LVAD 辅助循环期间最常见的不利因素，可明显增加患者的危险性，应在实施 LVAD 辅助循环之前控制各种感染。另外，术后感染也要重视。

（6）年龄

年龄与患者生存率明显相关。资料表明：＞ 60 岁者应用 LVAD 辅助循环的生存率为 12%；＞ 70 岁者为 6%；而＜ 60 岁者为 21%～ 31%。

（7）再次手术

再次手术不是传统的应用 LVAD 辅助循环的指征，但其明显增加了手术的难度和病死率。

（8）其他

体表面积的大小决定了某些型号的 LVAD 不能使用。因某些疾病，如恶性肿瘤而不能行心脏移植或预计生存时间小于 2 年者属 LVAD 辅助循环的禁忌。糖尿病及外周血管疾病只要是等待心脏移植者就不是 LVAD 辅助循环的禁忌。此外，活动性胃肠道出血、颅内出血、长期类固醇治疗者也属 LVAD 辅助循环的禁忌。

（五）左室辅助装置撤除

LVAD 辅助循环一般使用 24 小时以上，以后可结合顿抑心肌心功能恢复情况，逐步减小血泵流量或频率，增加心脏前负荷，监测左、右心压力，当血泵流量减低为 0.5 ～ 0.8 L/（min·m²），达到下列指标可撤机：① EF ＞ 40%。②左房压力＜ 20 mmHg。③心指数＞ 2.2 L（min·m²）。④收缩压＞ 100 mmHg。⑤静脉血氧饱和度（SvO$_2$）＞ 65%。

具体撤机方法有：①可每 6 小时减少 25% 血泵流量，至血泵流量为 1 L/（min·m²）左右时，观察血流动力学稳定在 12 小时以上，可考虑在手术室撤除 LVAD。②调节控制器以改变心电、血泵触发比例，比例从 1：1 逐步降到 1：10，做间断同步反搏，增加左室独立搏血功能。③以上两种方法合用直至符合撤机指征。试停阶段应全身肝素化，以防止血栓形成。

（六）应用左室辅助装置的并发症

1. 出血

出血是应用 LVAD 最常见的并发症。存在凝血功能障碍者，长时间心功能不全可导致肝功能下降，同时降低血小板的数量和功能，而植入 LVAD 后患者需要持续抗血小板和抗凝药物治疗，这些都易导致出血。此外，体外循环及外科手术剥离，都是造成术后早期出血的原因。恒流泵因液体切应力较高，凝血因子聚合受限，发生出血的概率较高。

2. 肢体缺血

多见于外周血管粥样硬化患者，尤其是需要置入较粗导管时。

3. 血栓栓塞及脑卒中

应用 LVAD 后血栓栓塞发生率为 5%～47%。新式轴流辅助装置可使主动脉瓣间断开放和关闭，使主动脉瓣处于运动中，血栓形成概率减小，少见血栓栓塞。致命性的脑卒中也是应用 LVAD 最严重的并发症之一，各种 LVAD 导致脑卒中的风险类似。

4. 血流动力学异常

长期持续应用 LVAD 辅助循环可导致主动脉瓣反流和瓣叶融合，严重的主动脉瓣反流可使 LVAD 辅助循环效率下降，并加重心力衰竭，形成恶性循环。

5. 机械故障

由于 LVAD 的机械故障多由输入部分阀门失灵引起，因此一旦发生故障，须及时更换装置。

6. 感染

穿皮导线感染发生率较高，多为细菌感染，病原体多来自管路、泵自身或驱动电缆。非接触式充电技术有望改善这一情况。

7. 右室功能不全

9%～33% LVAD 治疗患者会出现右心衰竭，右室功能不全会导致 LVAD 输出量减少而常需 BiVAD 辅助循环。另外，出血后由于大量血液制品的输注，右心负荷加重，肺循环阻力增高，造成右心衰竭，左心回流血量减少，LVAD 不能很好地充盈，从而造成了心排血量的下降，所以避免右心衰竭的关键是减少出血的发生，降低肺循环阻力及加强右心收缩力。

二、主动脉球囊反搏

IABP 是通过动脉系统植入一根带气囊的导管到降主动脉内、左锁骨下动脉开口远端，在心脏舒张期气囊充气，在心脏收缩期前气囊排气，从而起到辅助衰竭心脏的作用。这是使用最为普遍的一种 MCS 装置，主要辅助左室功能。

（一）主动脉球囊反搏的工作原理

球囊在舒张早期主动脉瓣关闭后立即充气，增加峰值舒张压（舒张压增加），以增加冠状动脉的灌注压（因为大部分冠状动脉血流的灌注主要发生在舒张期），并改善脑和周围血管的灌注。在等容收缩期主动脉瓣开放前气囊瞬间快速排气，产生"空穴"效应，随后主动脉舒张末期压力减小，以减轻后负荷，降低左心室的前负荷和心肌对氧的需求，增加心排血量 10%～20%，因而可提高左心室的工作能力，增加每搏输出量和 EF，增加外周灌注。IABP 降低主动脉收缩压、主动脉舒张末期压力及左心室舒张末期压力；IABP 除增加冠状动脉血流量外，还增加脑、肾、肠系膜及肺等脏器的血流，同时可使尿量增多，乳酸的利用提高、生成降低，SvO_2 升高。

心内膜下活力率（EVR）即收缩期压力时间指数（SPTI）与舒张期压力时间指数（DPTI）之比。DPTI 是反映心内膜下供血（氧）量的指标，SPTI 是反映心肌氧耗量的指标，因此，EVR 是反映心内膜下心肌细胞氧供需关系的指标。实验证明 IABP 辅助可降低 SPTI，增加 DPTI，EVR 也相应增加。

（二）主动脉球囊反搏的临床应用时机

补充血容量后心脏指数 < 2 L（min·m²），或 LVEF < 30%；MAP < 50 mmHg，尿量 < 0.5 mL/（kg·h）；周围循环不良，末梢循环差，精神萎靡，组织供氧不足，动脉或静脉血氧饱和度低；联合使用两种以上的升压药物，且多巴胺剂量 > 10 μg/（kg·min），血压仍呈下降性趋势；左房压 > 20 mmHg；中心静脉压 > 15 cmH_2O，是开始实施 IABP 治疗的指征。在临床实践中，一有指征需尽早应用，以免病情恶化，错过治疗时机。

2012 年《中国经皮冠状动脉介入治疗指南》指出，对急性 ST 段抬高型心肌梗死（STEMI）合并心源性休克患者经药物治疗后血流动力学不能迅速稳定者应用 IABP 支持治疗（ⅠB 类推荐）。AHA 对 IABP 的推荐级别为ⅡB 类，欧洲心脏病学会对 AMI 合并血流动力学不稳定，尤其是心源性休克或机械性并发症的患者，进行心肌血运重建时 IABP 使用的推荐级别为Ⅰ类。

（三）主动脉球囊反搏的适应证

IABP 的适应证包括：①有高危因素的心脏病患者手术中预防性应用 IABP。②心脏术后脱离体外循环困难和（或）心脏术后药物难以控制的低心排血量综合征。③ AMI 并发心源性休克、室间隔穿孔、二尖瓣反流。④缺血性心脏病合并顽固性心绞痛、顽固性严重心律失常。⑤高危患者冠状动脉造影、经皮腔内冠状动脉成形术（PTCA）、冠状动脉溶栓术或 LVAD 植入前后的辅助治疗。⑥急性病毒性心肌炎导致心肌功能损伤。⑦心脏移植或 LVAD 植入前后的辅助治疗。⑧体外循环手术中产生搏动性血流。某些患者甚至在使用 ECMO 辅助循环的同时运用 IABP 以降低左心室后负荷。

（四）主动脉球囊反搏的禁忌证

绝对禁忌证包括：①主动脉瓣反流，因 IABP 可加重反流。②怀疑或确诊为主动脉夹层的患者，因 IABP 会造成主动脉夹层扩大甚至破裂。③腹主动脉瘤患者面积较大，若行 IABP 亦可引起主动脉破裂。

相对禁忌证包括：①有严重周围血管病变，且通过外科手术或介入治疗均无法治疗的患者。②具有出血倾向的患者。③心肌病终末期。

（五）主动脉球囊反搏应用的有效标准

IABP 应用的有效标准包括临床状况改善，多巴胺、多巴酚丁胺用量减少［一般 < 15 µg/（kg·min）］，血压回升，舒张压升高，心率、心律恢复正常，尿量增加，末梢循环改善。

（六）主动脉球囊反搏的撤除指征

IABP 的撤除指征：①患者血流动力学状态恢复稳定，心指数 > 2.5 L/（min·m²），多巴胺、多巴酚丁胺用量 ≤ 5 µg/（kg·min），且依赖性小，减量后对血流动力学影响小。② MAP ≥ 80 mmHg，尿量 ≥ 1 mL/（kg·h）。③停用呼吸机后，血气分析正常。④神志清楚，末梢循环良好。⑤心电图无心律失常或心肌缺血的表现。

（七）主动脉球囊反搏的并发症及处理

1. 下肢缺血

发生下肢缺血最常见的原因是安置 IABP 后造成该侧股动脉狭窄，自经皮导管应用以来，该并发症已明显减少；另一常见原因是血栓形成造成动脉栓塞。在肯定并发症已发生时，用外科方法纠正通常是有效的（常用血栓切除术或局部动脉修复术，或两者联用）。

2. 局部感染和出血

任何留存于体内的导管都有导致感染的可能，患者出现不明原因的发热时，须拔出球囊。因此严格无菌操作及预防性应用抗生素非常必要。使用 IABP 时为防止血栓发生，常联合使用抗凝药物，因此大大增加了出血的风险。Farkash 等发现术后经皮冠状动脉介入治疗（PCI）患者不使用肝素而单独使用糖蛋白Ⅱb/Ⅲa拮抗药，可减少出血风险，同时血栓事件发生率也很低。血小板的机械性破坏及肝素的使用，也会导致血小板减少。血红蛋白可能在反搏过程中降低，考虑为红细胞机械性损伤而发生溶血或血管壁损伤所致。

3. 器械故障

器械故障包括如气囊破裂、扩张不充分、气囊舒缩时机不当、导管置入位置不当。例如，气囊破裂时可见到血液从导管流至安全室内，反搏波明显变小或消失。此时应立即停止反搏，更换气囊导管。

4. 与主动脉球囊反搏相关的并发症的预防

预防 IABP 相关并发症的最佳方法是在有 IABP 相关并发症高危因素的患者中避免应用 IABP。在怀疑有并发症高危因素的病例中，主动脉 - 髂动脉的血管检查或许有帮助。在高危患者需要置入 IABP 时，特别是已知有周围血管疾病或周围动脉搏动消失的患者、糖尿病患者，无鞘的 IABP 球囊插入对最大限度地降低并发症或许有益。不过，随着相关技术的发展，相信与 IABP 相关的并发症发生率会逐年下降。

三、心室辅助系统

由于传统 LVAD 的安置需在体外循环下经胸外科手术植入，对于行 PCI 的心源性休克和严重冠状动脉病变患者，使用 LVAD 显然不切实际。经皮左室辅助装置（PLVAD）避免了外科开胸手术的风险，且操作简便，近年来逐渐应用于临床。PLVAD 提供的血液流量没有传统 LVAD 高，只适用于短期循环支持或者作为长期 LVAD 辅助循环的临时过渡措施。目前临床运用比较成熟的轴流型 PLVAD 有两种，均通过了欧洲药品管理局和 FDA 批准，一种是 Impella 系统，另一种是 Tandem Heart 系统。Impella 系统是一种经皮介入的微型轴流泵，用于左、右心室或双心室短期辅助循环；易于植入，可在超声引导下经皮穿刺，导管经过主动脉瓣后进入左心室；所需抗凝药剂量很小。但目前没有被我国食品药品监督管理局批准，因此，国内仍没有开始应用。

（一）心室辅助系统的组成及辅助原理

1. 心室辅助系统的组成

Impella 系统通过其导管经股动脉逆行进入左心室，前端有笼状的血液流入口，导管位于升主动脉段，有血液流出口、流入口，二者之间有一内置微型轴流泵，通过内置的导线和体外控制器连接，从左心室抽取的氧合血液，经过微型轴流泵直接泵入升主动脉，建立左心室 – 升主动脉引流途径。与 Tandem Heart 系统相比，Impella 系统不需要穿刺房间隔，血液亦不流经体外，操作简便，创伤小且并发症少，特别适用于需要临时循环支持的 PCI 后高危患者。

Impella 系统通过一根小的导管把肝素直接注入设备内，从而避免了全身应用肝素，其放置时间为 3 ～ 10 天，主要用于 PCI 及 CABG 患者的循环支持以及向长期 VAD 应用或心脏移植的过渡。

2. 心室辅助系统的辅助原理

Impella 系统的流出部分在主动脉根部，轴流泵能提供主动向前流动的血液，从而增加心脏的输出功率，泵出的血液直接来自左心室，它减少了心室收缩末期的容积和压力，使心脏做功和心肌收缩力下降，减少心肌氧耗量。此外，血流压力的增加和室壁张力的下降可以增加心肌供氧，增加冠状动脉血流，从而增加心肌缺血情况下心肌存活的能力。Impella 技术是第一个提供天然的血流从左心室流出经过主动脉瓣进入主动脉根部的临床可行的心室辅助技术，它提供了全身稳定的血流灌注并保护心肌免受缺血的损伤，同时安装安全、容易使用，可以把它理解成理想的 VAD。

（二）心室辅助系统的适用范围、禁忌证、并发症及局限性

1. 心室辅助系统的适用范围

Impella 系统用于以下 PCI 患者优于 IABP ：①合并心房颤动或其他心律失常。② EF ＜ 20%。③冠状动脉左主干病变。④应用旋磨或旋切等装置，可延长 PCI 时间。⑤ PCI 时间＞ 60 分钟，且需要循环支持。FDA 批准 Impella 2.5 在伴发心绞痛的冠状动脉疾病患者和心功能减弱（但稳定）患者经历高风险 PCI 时作为一个临时使用的心脏泵，但微型血泵 Impella 2.5 不适用于心脏搭桥手术。

2. 心室辅助系统的禁忌证

心室辅助系统的禁忌证包括周围血管病变、主动脉瓣机械瓣膜置换后、主动脉瓣严重钙化及左心室血栓等。

3. 心室辅助系统的并发症

心室辅助系统的禁忌证包括肢体缺血、出血、溶血、弥散性血管内凝血及感染等，欧洲相关的注册研究证实其发生率为 4.0% ～ 6.2%。

4. 心室辅助系统的局限性

Impella 2.5 主要的局限是在血流的冲击作用下，泵体有被推入左心室或主动脉内的倾向。因此，如何将其维持在跨主动脉瓣的位置上是一个棘手的问题。Impella 2.5 仅提供 2.5 L/min 的最大血流量，不能满足重度休克患者的循环需要，而 Impella 5.0 仍需手术切开股动脉。患者动脉和静脉缺损，包括钙沉积和血管壁硬化，使心脏泵无法进入通畅区域；心脏瓣膜置换使心脏泵无法进入通畅区域；患者的一个心脏瓣膜出现严重狭窄，使心脏泵无法进入通畅区域；患者血管或心脏中连接松散的血块可能会中断心脏泵的使用，对患者产生不利后果；主动脉瓣出现缺陷，使血液从主动脉回流至左心室，这将加重心脏的工作量，随着时间的推移会减弱心脏向人体其他部位供给足够血液的能力。

四、体外膜氧合器

ECMO 又称体外生命支持系统（ECLS），发展于 20 世纪 70 年代，其通过心肺旁路途径将静脉血引流至体外，经膜氧合器氧合后再灌注体内，主要用于心肺功能衰竭患者的循环和呼吸辅助治疗。

（一）体外膜氧合器的组成及工作原理

1. 体外膜氧合器的组成

ECMO 的基本结构包括动静脉插管、连接管、人工心脏血泵、膜氧合器、热交换器及各种监测设备，最核心的部分是人工心脏血泵与膜氧合器，分别起人工心和人工肺的作用。

2. 体外膜氧合器的工作原理

ECMO 的工作原理是经导管将静脉血引流到体外，在人工心脏血泵的驱动下，经膜氧合器释出 CO_2 并进行氧合，再把血流回输到体内，从而在体外完成氧合与 CO_2 的清除。ECMO 的基本回路跟体外循环技术类似，一路导管将体内血液引流至储血罐，然后由人工心脏血泵将血泵入膜氧合器，经人工膜肺将血液氧合、清除 CO_2 并加温后再通过另一路导管回输到体内。引流体外和泵入体内的导管之间有一备用的短路，其作用是一旦回路或机械故障时可迅速将机体与 ECMO 系统脱离，从而确保临床使用安全。常用的治疗模式可分为静脉 – 静脉体外膜氧合器（VV–ECMO）、静脉 – 动脉体外膜氧合器（VA–ECMO）和动脉 – 静脉体外膜氧合器（AV–ECMO）3 种模式。

（1）静脉 – 静脉体外膜氧合器模式

静脉血经右心房或颈内静脉引出，氧合后回流至中心静脉，与患者自身静脉血混合进入右心室。VV–ECMO 模式主要用于体外呼吸支持，临床上主要用于急性呼吸窘迫综合征（ARDS）及新生儿呼吸衰竭的治疗。VV–ECMO 模式常规的插管通路有：颈静脉 – 股静脉、股静脉 – 颈静脉或股静脉 – 股静脉等，这取决于患者的个体情况及所用插管的长度与大小等。

（2）静脉 – 动脉体外膜氧合器模式

经静脉置管到达右心房引流静脉血，通过动脉置管到达主动脉弓处将清除了 CO_2 的氧合血输回动脉系统。其病理生理变化与心脏手术体外循环相似，可同时用于心肺功能的支持。

（3）动脉 – 静脉体外膜氧合器模式

即无泵的 CO_2 清除模式，需要患者循环相对稳定，可以耐受大量动静脉分流。AV–ECMO

模式不适合进行完全呼吸功能支持。血液从动脉经过专门用于动脉－静脉方式的低阻力体外人工膜肺回流到静脉，血流直接依靠动静脉之间的压力差推动，因而不需要人工心脏血泵装置。AV-ECMO 模式的最大优点在于避免了与人工心脏血泵有关的并发症，减少了血液破坏，简化了临床管理。体外 CO_2 清除系统是采用静脉置管连接低速泵驱动的体外氧合器，不存在动静脉分流，避免了血流动力学的影响和动脉置管导致的下肢缺血。体外 CO_2 清除是一种安全、有效、可操作性较强的体外肺辅助技术，能有效降低体内 CO_2 水平，辅助降低呼吸机参数，避免呼吸机相关肺损伤的发生。但目前仍需大规模的临床随机对照研究来进一步证实体外 CO_2 清除系统在肺保护和临床转归等方面的优势。

除了以上转流模式外，还有从 VV-ECMO 模式中衍生出来的 VV 双腔管（VVdL）模式等。前者是采用单根双腔导管的 VV-ECMO 模式，其原理是经皮穿刺颈内静脉，置单根双腔管入右心房，静脉血经外管引流至体外膜氧合器后再经内管输回体内，由于内管尖端超出外管至右心室，从而避免了氧合血重复循环。后者是颈内静脉头侧置入一根引流管连入 VVdL 模式的环路中，可增加静脉引流，降低颈静脉压力，有利于防止颅内压升高，从而降低脑出血、脑梗死等颅内并发症的发生率。

（二）体外膜氧合器的适应证、禁忌证

1. 适应证

ECMO 的适应证包括：①冠心病、严重缺血或坏死使心肌收缩及舒张障碍。ECMO 的目的主要是建立有效循环，使缺血再灌注损伤的心肌得以恢复。②不明原因的心源性休克。紧急行 ECMO 实施体外生命支持下的心肺复苏。③心脏手术后严重低心排血量，常规治疗无效。在排除心脏结构畸形后，安装 ECMO，等待手术中缺血再灌注损伤的心肌得以修复。④暴发性心肌炎，继发严重心力衰竭及心律失常，药物治疗无效。ECMO 作用十分明显。⑤心肌病。ECMO 对此类患者仅限于重症难治性心力衰竭，以扩张型心肌病和特异型心肌病的 ECMO 效果较佳。⑥药物难治性肺动脉高压。⑦肺栓塞。⑧心脏移植患者。术前等待心脏移植的患者，血流动力学难以维持，应用 ECMO 可减少血管活性药物和正性肌力药物的应用，保护其他重要脏器功能。排斥反应致供体心脏功能不全，心脏收缩减弱，ECMO 支持可使心脏功能逐渐恢复。移植后供体右心功能不全，术前肺循环阻力高，术后肺动脉压在边缘状态，ECMO 辅助心脏循环，一方面可缓解肺血管痉挛，另一方面使右室心肌得到一定训练。供体心脏小，受体体重大，血流动力学难以维持的情况，可用 ECMO 辅助循环并训练心肌功能。

2. 禁忌证

绝对禁忌证包括：不可逆性脑损伤、恶性肿瘤及严重的不可逆性多脏器损害。

相对禁忌证包括：①严重出血。②严重心功能不全的孕妇。③心脏术后依然合并不能矫治的先天和后天疾病者。④心肺复苏时间超过 30 分钟者。⑤不可恢复性心肺损伤。

（三）体外膜氧合器并发症及其处理

1. 出血或血栓

出血是机械辅助循环早期常见的并发症，是 ECMO 最为普遍的并发症。ECMO 治疗中由

于血液在体外与大量非生理性的异物表面接触，因此必须采用全身肝素化的方法避免血液的凝固，全身肝素化加上长时间 ECMO 支持，血小板大量消耗，容易导致出血并发症的发生。

手术创面及插管处常是易发生出血的部位，目前对于出血仍缺乏有效预防措施。尽管出血可发生在机体的任何部位，但颅内出血后果更为严重，可致严重的脑损伤，甚至是死亡。应用 ECMO 中出现血小板数骤减、激活全血凝固时间（ACT）值异常升高、停用肝素后 ACT 仍不缩短，均为颅内出血的征兆，此时患者可没有颅内出血的症状，血流动力学亦无异常，脑 CT 检查将发挥重要作用。

使用肝素涂抹技术的循环装置，可在支持期间减少肝素用量，血小板应维持在 $5 \times 10^9/L$ 以上，低于该水平应及时补充。应用抑肽酶和 6- 氨基己酸可使出血明显减轻，如怀疑活动性出血，应积极进行外科手术止血。出血严重时，如果能在呼吸支持下维持生命体征，可考虑终止 ECMO，改为呼吸机支持治疗。ECMO 停止 1 ～ 2 小时，ACT 一般可恢复正常。Dominguez 等研究表明重组人凝血因子Ⅶa 对于 ECMO 支持期间的难以控制的出血有较好的效果，当传统的止血方法难以奏效时，重组人凝血因子Ⅶa 可作为重要的治疗手段发挥作用。

血栓的形成主要与全身的抗凝不足有关。近年来，运用肝素涂抹管道及小剂量肝素维持治疗后，血栓的发生率已经大幅下降，但血栓仍然是 ECMO 常见的并发症，其发生率在国内外文献报道中为 20% ～ 30%。主要包括脑血管栓塞、心房血栓（左心房多见）、肢体血管栓塞及肺栓塞等。水蛭素是强效的凝血酶抑制剂，有很强的抗血栓作用。股静脉 – 动脉模式支持的患者易出现左房压增高，而左心室过于膨胀，血流减缓，也易形成血栓和栓塞。左心室过于膨胀可采用左房增加引流减压或肺动脉增加引流减压等方法处理。目前，国内外的研究显示，运用低剂量肝素时，建议 ACT 维持在 160 ～ 200 秒，国内有部分学者建议将 ACT 维持在 120 ～ 180 秒，既可以显著减少出血的风险，又不会造成严重的血栓形成。在临床实际操作过程中，ACT 常变化较大，需要密切观察、定时检测。

2. 感染

感染是 ECMO 支持期间另一种发生率较高的并发症。目前，国内外相关文献报道，感染发生率为 10% ～ 15%。其发生率较高的原因主要包括手术创面大、机械通气时间长、皮肤黏膜屏障功能受损以及深部动静脉置管，以及患者能量摄入不足、机体免疫功能下降。

临床上常见的感染类型有呼吸系统感染、泌尿系统感染、血液感染等。由于 ECMO 装置多经皮肤行深部动静脉插管，故革兰氏阳性球菌感染可能性较高。ONeill 等对 ECMO 支持期间的感染进行了研究，141 例进行 ECMO 支持的患者，53% 用于循环支持。26% 的患者在 ECMO 支持期间发生感染，其中细菌感染占 54%，真菌感染占 27%，混合型感染占 14%，病毒感染占 5%。根据感染部位，血液感染占 35%，泌尿系统感染占 24%，混合感染占 22%，创口感染占 14%，肺部感染占 5%。78% 的感染发生在心脏术后需要 ECMO 支持的患者，感染与是否开胸有显著的相关性。

患者在 ECMO 支持治疗期间，由于保温水箱的体温调节作用，感染容易被掩盖。因此，临床上必须密切检查血常规的变化、体温的波动、神志的改变等征象。此外，在各种操作过程中，要严格无菌操作；同时保证患者的营养供给；尽快使患者脱离呼吸机及 ECMO。一旦发生感染，应早期应用广谱抗生素，再根据药敏试验结果，及时调整。

3. 肾功能不全

ECMO 支持治疗期间发生的肾衰竭即为多器官功能衰竭的一部分，一般病死率很高，ECMO 联合连续肾脏替代疗法（CRRT）是一种有效的支持方式，可等待脏器功能恢复或过渡到器官移植。其发生原因尚不明了，可能与 ECMO 支持治疗期间溶血、非搏动灌注、儿茶酚胺分泌增加、栓子形成、栓塞、全身炎性反应等因素有关。

肾功能不全的主要病变是急性肾小管坏死，其病理变化为肾小管上皮细胞肿胀、变性或坏死，基底膜断裂，管型形成，阻塞管腔。Golej 等对 5 例 ECMO 支持治疗期间发生肾衰竭的患者使用腹膜透析，所有患者均存活。腹膜透析的安装应在患者尿少、血流动力学平稳时进行，一般情况下肾衰竭可以逆转，否则可延续使用腹膜透析到进行肾移植。

4. 溶血

溶血是常见的 ECMO 并发症，其发生率在 5%～ 12%。患者在 ECMO 治疗期间发生溶血，容易造成或者加重肾功能不全、弥散性血管内凝血等严重并发症，因此，及早发现、积极处理尤为重要。临床上，一旦出现血浆游离血红蛋白升高、肉眼血尿等表现，应积极寻找原因，对因处理，如更换管路、离心泵头及减小负压等。同时也要碱化尿液、利尿，必要时可行血浆置换。

5. 神经系统并发症

采取合适的抗凝强度是预防神经系统并发症最主要的方法。此外，患者如有脑出血倾向或已经出现脑出血，应立即停止 ECMO 辅助循环，否则会加重脑出血，甚至导致脑疝等严重并发症。相反，如果发现患者有脑梗死表现，应该适当提高 ECMO 辅助循环流量，进而提高患者的收缩压，加强脑部灌注，防止出现缺氧缺血性脑病。目前，神经系统的并发症考虑主要与全身的凝血功能有关。调查显示，ECMO 支持治疗的患者，有 11.9% 出现神经功能不全，尤以婴幼儿发生率较高。

6. 局部缺血

主要指的是 ECMO 插管远端肢体的缺血。选择合适型号的导管及适合的抗凝强度是避免或减少局部缺血发生的重要预防措施。在 ECMO 治疗期间，应严密观察远端肢体的颜色、皮温以及脉搏等，一旦发生缺血，尽快建立旁路，保证远端血供。

7. 机械并发症

随着生物工程技术的发展，机械并发症的发生率已经有所下降，但是由于 ECMO 支持治疗时间较长，血液成分的破坏在所难免。因此，定期检测跨膜压，及早发现装置内血栓、血浆渗漏及膜氧合器氧合不全至关重要。一旦出现膜氧合器氧合不全、血浆渗漏，应及早更换膜氧合器。膜氧合器功能异常还包括气体交换功能下降、血栓形成，气体压力过高时有致气栓形成的危险。当气体交换功能下降，影响机体供氧时，应立即更换膜氧合器。

总之，对于治疗重症循环功能衰竭，ECMO 是一种重要且有效的方法。相信随着生物工程技术及相关技术的完善，ECMO 的并发症将会进一步减少，其抢救成功率也将进一步提高。

第三章 心脏康复的评估

第一节 心脏康复的适应证及禁忌证

自 20 世纪 60 年代末在美国开设第一个门诊心脏康复系统以来，心脏康复历经大半个世纪的研究和发展，其获益已得到众多临床研究证据的充分支持，其临床重要性也被世界范围内的多数国家认可。现代心脏康复包括循证药物治疗、运动训练、生活方式指导和心理行为因素干预等多种方式。它的短期目标是控制心脏病症状，减少心脏病的不良心理和生理影响，改善患者的心理、社会及职业状况，长期目标则是通过医学手段和生活方式指导加强对心血管危险因素的控制，提高心脏功能储备，降低再梗死风险，降低发病率和病死率，稳定和逆转动脉粥样硬化进程。

一、适应证

在临床实践中，心脏康复的适用人群非常广泛。一般来说，只要是病情稳定的心血管疾病患者，几乎都可以进行心脏康复。对于一名心血管疾病患者而言，是否进行心脏康复，一是要评估其在心脏康复过程中风险的大小，二是要评估其获益的多少。心脏康复过程中的主要风险是患者在运动训练过程中可能出现的心血管不良事件，而获益则包括患者生活质量的改善及生存预后的改善。基于这一原则，在不考虑效价比的情况下，心脏康复一般有如下适应证。

心脏康复的适应证：①慢性稳定性冠心病。②急性心肌梗死病情稳定后。③ PCI 术后。④ CABG 术后。⑤心脏瓣膜置换术后。⑥心脏移植术后。⑦慢性稳定性心力衰竭。⑧肺栓塞稳定期。⑨心脏起搏器植入术后。⑩外周动脉疾病。⑪ 有冠心病危险因素，如高血压、糖尿病、肥胖、吸烟等。

2011 年，AHA/ACCF 对出院前或门诊患者参加心脏康复的适应证给予了推荐：所有符合条件的急性冠脉综合征（ACS）患者在 PCI 或 CABG 术后，均应在出院前或首次门诊随访期间被纳入门诊心脏康复计划（Ⅰ类推荐，A 级证据）；所有符合条件的近 1 年在院外确诊 ACS 且接受过 PCI 或 CABG（Ⅰ类推荐，A 级证据）的患者、慢性稳定性心绞痛（Ⅰ类推荐，B 级证据）和外周动脉疾病（Ⅰ类推荐，A 级证据）患者，也应被纳入综合门诊心脏康复计划人群；对有心力衰竭病史但临床表现稳定的门诊患者，在门诊进行以运动训练为基础的心脏康复治疗是安全并且有益的（Ⅱa 类推荐，A 级证据）。

二、禁忌证

一般来说，心脏康复的禁忌证也不是一成不变的。一个患者在一定时期内存在心脏康复的禁忌证，但随着病情演变和转归，则有可能具备心脏康复的适应证，反之亦然。对于一个特定的患者，医生需要在临床实践中对其在心脏康复过程中的获益与风险进行仔细评估，从而做出综合判断。同时，需要强调的是，心脏康复过程中即使是运动康复的禁忌证或不适合人群，患者也可能从其他的心脏康复手段和干预中获益，如康复宣传教育、危险因素的管理、循证药物治疗以及心理行为因素干预等。因此，下述心脏康复禁忌证仅供心脏康复医生临床实践中参考使用。

心脏康复的禁忌证：①不稳定型心绞痛。②急性心肌梗死后病情不稳定。③休息时舒张压≥120 mmHg 或收缩压≥200 mmHg。④严重的室性/房性心律失常（未控制的心房颤动、阵发性室上性心动过速、多源性或频发性室性期前收缩、室性心动过速）。⑤二度或三度房室传导阻滞。⑥不稳定的体循环或肺循环栓塞。⑦室壁瘤或主动脉瘤（夹层）。⑧急性心力衰竭未控制。⑨活动性心包炎或心肌炎。⑩严重左心室流出道狭窄疾病（梗阻性肥厚型心肌病、严重主动脉瓣狭窄伴脉压＞50 mmHg）。⑪发绀型先天性心脏病。⑫严重心脏瓣膜疾病。⑬伴严重肺动脉高压，肝、肾功能不全，急性全身疾病，严重电解质紊乱，严重贫血，洋地黄中毒等。

第二节　心脏疾病的临床评估

一、基本状况评估

首先应获得一份详细的病史记录。包括：①患者的基本信息。②确定的疾病诊断、心血管疾病合并症和并发症、心功能分级、心绞痛分级。③现病史及典型症状，其中症状包括气促、心悸、与运动相关的症状。④体格检查结果，包括生命体征，心、肺检查结果，术后伤口部位，关节、神经、肌肉检查结果。⑤心血管危险因素。⑥目前服用的药物及剂量。⑦呼吸系统疾病、骨骼肌肉系统疾病及神经系统等疾病史。⑧运动史及工作史。⑨其他特别需要关注的问题。

其次应了解患者的一般实验室检查结果及影像学资料。

二、循证用药状况评估

评估选用的药物是否具有循证医学证据的二级预防作用，是否能够改善心血管疾病患者预后及缓解临床症状、改善生活质量。同时要注意个体化调整药物剂量，包括注意药物不良反应，教育、监督、鼓励患者坚持用药，及时发现患者的心理、生理和经济问题，适当调整方案，从而提高用药的有效性、依从性及效价比。

三、营养状况评估

评估每日总能量摄入量和膳食中脂肪、饱和脂肪酸、胆固醇、钠盐、其他营养素的含量；评估饮食习惯，包括家庭用餐、快餐、外出就餐次数和酒精摄入量；评估营养干预的目标，如超重、高血压和糖尿病，以及心力衰竭、肾病和其他共存疾病营养干预的目标。

四、血脂状况评估

测量空腹总胆固醇（TC）、高密度脂蛋白胆固醇（HDL–C）、低密度脂蛋白胆固醇（LDL–C）和甘油三酯（TG）。血脂水平异常的患者，应询问其详细病史，以判断影响血脂水平的饮食、药物和（或）其他因素是否能被改变。评估患者目前的治疗依从性。更换降血脂药物治疗后定期复查血脂指标。

五、体重状况评估

测量体重、身高和腰围，计算身体质量指数（BMI），并评估危险性（肥胖：BMI > 28；超重：BMI 为 24~28）。

六、控烟状况评估

记录吸烟的状况，如不吸烟、曾经吸烟或当前吸烟（因为复吸率高，所以应包括近 6 个月内的戒烟患者），明确吸烟量（包／日）和吸烟持续时间（年），评估使用雪茄、咀嚼烟草以及吸二手烟的情况。

七、高血压状况评估

测量不同日静息血压 ≥ 2 次。评估最近的治疗情况和依从性。评估食盐摄入情况。评估靶器官受损的程度。

八、糖尿病状况评估

记录降糖药物的类型、剂量和用法，血糖监测的类型和频率，低血糖反应病史。对所有心力衰竭患者测量空腹血糖，对糖尿病患者还要测量糖化血红蛋白，以便监测治疗效果。评估糖尿病患者饮食情况。

九、日常体力活动状况评估

评估患者现有的体力活动水平，并确定其在家务、职业和娱乐休闲方面的体力活动需要。询问与患者年龄、性别和日常生活相关的活动，包括驾车、性生活以及能产生积极作用的社会支持活动。可参照日常生活、家务劳动、娱乐活动和职业活动所需能量表，以代谢当量（MET）来表示患者日常生活、工作等体力活动的状况。

十、运动训练状况评估

参加运动前做运动心肺功能测试（或其他标准的运动耐量测量法），临床条件有变化时要反复进行。美国运动医学会（ACSM）推荐的患者运动训练方案评价项目应包括运动频率、运动强度、运动时间和运动方式基本框架，在一个完整的运动训练计划中应包含此框架。应根据患者的耐力对运动训练方案进行个性化设计，并对患者的运动处方进行持续不断的调整与改进。

十一、生活质量状况评估

评估患者能否恢复各种社会生活能力，能否恢复独立生活能力，能否恢复与家人和朋友的正常交往活动能力以及娱乐活动能力，评估老年心脏病患者能否参加力所能及的社会活动和社区活动，患者能否适应原来的社会角色。

十二、社会心理状况评估

采用面谈和标准化测量方法，识别临床上表现明显的抑郁、焦虑、愤怒等心理问题，以及是否存在社会孤立感。对患者焦虑或抑郁状态的评估通常选用焦虑抑郁量表，也可以结合躯体化症状自评量表等进行评估。

第三节　心脏功能评估

一、运动心肺功能测试

运动心肺功能测试（CPET）目前被认为是评估患者运动能力的最佳方式，是心脏康复风险评估的重要手段，也是检测心肺储备功能的"金标准"。

（一）基本概念与原理

CPET 是综合应用呼吸气体监测技术、计算机技术和活动平板或踏车技术，实时监测不同负荷条件下机体氧耗量和 CO_2 排出量等气体代谢指标、通气参数、心电图及心排血量的动态变化，以客观、定量地评价心肺功能的一种无创技术。

CPET 是基于内呼吸与外呼吸耦联原理，通过肺通气（吸进 O_2 与呼出 CO_2）、外呼吸（肺与血液的 CO_2 交换）、O_2 和 CO_2 通过血液转运、内呼吸（毛细血管与周围肌肉组织进行 O_2 和 CO_2 交换）4 个过程完成。CPET 可发现运动状态下外呼吸与内呼吸的异常，而这些异常在静息态下不易被发现。

（二）运动类型

运动类型常选用踏车运动及平板运动。基于踏车的安全性与方便性，选用踏车运动的比例更高，踏车运动试验方案多采用斜坡式递增方案（Ramp 方案）。平板运动多采用分级递增运动方案，常用的有 Bruce 方案和 Nalaughton 方案。

（三）临床应用

CPET 在临床上主要应用在以下几个方面：①评估心血管系统疾病与呼吸系统疾病患者的心肺功能，制订心肺康复计划和运动处方，监测康复治疗反应，评估治疗效果。②肺切除术、肺减容术、高龄患者上腹部大手术等外科手术术前风险评估及术后预后评估。③健康评估、劳动力鉴定及运动能力评估。

（四）禁忌证

绝对禁忌证包括：AMI（2 天内），药物未控制的不稳定型心绞痛，引起症状和血流动力学障碍的未控制的心律失常，严重的主动脉狭窄，未控制的、症状明显的心力衰竭，急性肺动脉栓塞和肺梗死，急性心肌炎或心包炎，急性主动脉夹层形成，近期发生非心脏原因的可影响运动能力的疾病或可因运动而加剧病情的疾病（如感染、肾衰竭、甲状腺毒症等），残疾人或不能合作者，未获得知情同意者。

相对禁忌证包括：左、右冠状动脉主干狭窄，中度瓣膜狭窄性心脏病，明显的心动过速或过缓，肥厚型心肌病或其他原因导致的流出道梗阻性病变，电解质紊乱，高度房室传导阻滞及高度窦房传导阻滞，严重动脉压升高［收缩压＞200 mmHg 和（或）舒张压＞110 mmHg］，精神障碍或肢体活动障碍不能配合进行运动者。

（五）医生评估与指导

试验前医生须了解患者的病史并认真进行体格检查，尤其是患者的服药情况（特别是 β 受体阻滞剂）、吸烟情况、日常活动、有无心绞痛或其他运动诱发的症状。医生须向患者解释 CPET 程序及正确操作方法，因为患者对运动试验过程和运动用力程度的理解对运动试验完成质量的影响很大。须测量患者血压、不穿鞋时的身高和体重。签署知情同意书。

CPET 中鼓励患者尽最大的努力，但也可随时停下，提醒患者可能出现的与运动相关的不适和风险，告知患者如果有胸部压迫感或腿痛等不适，随时指出不适部位，有胸部压迫感时可自行停止运动。若医务人员发现患者有严重异常情况，应立即停止试验。

（六）终止指征

绝对终止指征包括：达到目标心率；AMI 或怀疑心肌梗死；严重心绞痛发作；收缩压＞220 mmHg、舒张压＞115 mmHg；严重心律失常，如二度至三度房室传导阻滞、持续室性心动过速、频发室性期前收缩、快速心房颤动等；患者面色苍白、皮肤湿冷及出现明显气促、呼吸困难；出现中枢神经系统症状，如眩晕、视觉障碍、共济失调、感觉异常、步态异常、意识障碍；患者要求停止运动。

相对终止指征包括：心电图示 ST 段水平压低或下斜型压低 2 mm 或 ST 段抬高＞2 mm；胸痛进行性加重；出现严重疲乏、气促、喘鸣音；下肢痉挛或间歇性跛行；出现心律失常，如室上性心动过速；运动诱发束支传导阻滞未能与室性心动过速鉴别者。

（七）关键指标及意义

1. 心电图

运动中心肌缺血的心电图（十二导联）表现为 ST 段压低，T 波改变，运动中可出现室性期前收缩及其他严重心律失常等。随功率增加异位搏动出现频度增加也提示心肌缺血。

2. 峰值氧耗量

峰值氧耗量是最重要的测定参数，可确定受试者的生理反应是否在正常的最大有氧代谢功能范围内，是否达到预计峰值氧耗量。

3. 无氧阈

运动负荷增加到一定量后，组织对氧的需求超过循环所能提供的氧气量，组织必须通过无氧代谢提供更多氧，从有氧代谢到无氧代谢的临界点称为无氧阈（AT）。

4. 氧脉搏

运动时摄氧量与心率存在一致关系，每分摄氧量与每分心率之商即为氧脉搏（O_2-pulse 或 VO_2/HR），是反映心血管效应的指标。其数值取决于每搏心排血量，以及动脉血与混合静脉血氧含量的差值，如果实测氧脉搏较预计高，说明患者的心肺功能良好；反之说明患者的心肺功能较差。

5. 极量运动时的通气量

安静时通气量为 5 ～ 8 L/min，最大运动时最大每分钟通气量为 70 ～ 120 L/min，甚至达到 150 L/min。AT 以下的运动负荷，通气量与运动负荷呈线性关系；AT 以上的运动负荷，通气量与摄氧量呈非线性关系。

6. 呼吸频率

呼吸频率最高一般为 35 ～ 40 次 / 分。

7. 心率储备

心率储备（HRR）表示最大运动试验终期心率进一步增加的潜能，是按年龄计算的最大心率预计值与最大心率实测值之差。HRR ＝ 210 － 0.65 × 年龄（岁）［或 220 － 年龄（岁）］。正常情况下，心率储备较小，小于 15 次 / 分。心率储备正常也可见于无症状性心肌缺血、较轻的瓣膜性心脏病和肺循环病变患者。

8. 运动心率

由于心率易受 β 受体阻滞剂等因素的影响，因此最大运动心率不是运动用力程度的终极目标。通常摄氧量增加 3.5 mL/（min·kg），每分钟心率增加 10 次。当心率达到 85% 最大预测心率时，可考虑停止运动测试。

9. 运动血压

运动血压反映心血管对运动的反应情况，一般随运动量的增加而升高。摄氧量每增加 3.5 mL/（min·kg），血压升高 10 mmHg。若血压随运动量增加反而下降，往往预示有严重的心功能障碍。

10. 峰值呼吸气体交换率

峰值呼吸气体交换率（Peak RER）即每分钟 CO_2 排出量与每分摄氧量的比值。当运动负荷逐渐增加，每分钟 CO_2 排出量超过每分摄氧量时，Peak RER 增加。Peak RER ＞ 1.10 提示已达到最大运动量。目前，Peak RER 是判断运动用力程度的最佳无创指标。

11. 第一秒用力呼气量

受年龄、性别、体型等因素影响，第一秒用力呼气量（FEV_1）对难以解释的活动后呼吸困难是否为肺源性具有诊断价值。在正常情况下，CPET 运动后较运动前 FEV_1 降低 ＜ 15%。

（八）数据报告原则

（1）描述进行 CPET 的原因和所采用的运动类型及方案。

（2）总结患者对运动的临床和生理反应（如运动时限、症状、停止运动的原因），以及患者用力程度是否达到极量运动。

（3）避免直接用阳性或阴性等词汇来报告结果，而是给出最终印象或特定建议，最终报告须明确正常和非正常反应，以示结果的重要性。例如，对心力衰竭患者，若峰值氧耗量＜ 10 mL/（min·kg），每分钟通气量 /CO_2 排出量＞ 40，则提示有严重功能障碍及严重预后不良。对难以解释的呼吸困难患者，报告须指明是心源性还是肺源性。

二、6 分钟步行试验

（一）在心脏康复中的应用

6 分钟步行试验（6 MWT）是让患者采用徒步运动的方式，测试其在 6 分钟以内能承受的最快速度行走的距离，常用来评价心力衰竭患者运动功能状态和心力衰竭严重程度。此方法简单，无须特殊设备，容易被患者接受，适用于年老、虚弱及功能严重受限的慢性心力衰竭、肺动脉高压患者，比经典的更剧烈的运动试验能更好地反映患者的日常活动量。临床上将 6 分钟步行的距离划为 4 个等级：1 级为 < 300 m；2 级为 300.0 ～ 374.9 m；3 级为 375.0 ～ 449.5 m；4 级为 > 450 m。等级越低，表示患者心肺功能越差。因年龄、身高、体重和性别等均能影响 6 MWT 的结果，故目前多推荐使用 6 分钟步行距离绝对值变化比较。测评时需操作者有很好的技术，且严格执行操作规范。

（二）适用范围

6 MWT 的适用范围为：心力衰竭和肺动脉高压患者治疗前后比较；心力衰竭和血管疾病患者功能状态评价；心力衰竭和动脉高压患者心血管事件发生和死亡风险预测。

（三）禁忌证

绝对禁忌证包括：近 1 个月出现过不稳定型心绞痛或心肌梗死。

相对禁忌证包括：静息心率 > 120 次 / 分，收缩压 > 180 mmHg，舒张压 > 100 mmHg。患者在试验过程中出现胸痛、难以忍受的呼吸困难、下肢痉挛、步履蹒跚、出虚汗、面色苍白、无法忍受等情况应终止测试。

（四）操作要求

1. 试验环境

没有交通障碍的连续跑道，最小直线长度以 25 m 为限，标准是 30 m，有距离标记及两端有掉转方向的标志。

2. 需要的设备

倒数计时器或秒表、机械圈计数器、监测设备、氧气、急救药物、除颤器、供患者休息的椅子、Borg Scale 自感劳累评分表，同时试验人员必须掌握基本甚至高级心肺复苏技术。

3. 试验患者准备

①衣着舒适，穿适于行走的鞋。②携带日常步行辅助工具（如手杖）。③继续应用自身常规服用的药物。④试验时间为清晨或午后，测试前可少量进食。⑤试验开始前 2 小时内应避免剧烈运动。

（五）操作步骤

第一，患者在试验前 10 分钟到达试验地点，试验人员于起点附近放置一把椅子，让患者就座休息。核实患者是否具有试验禁忌证，确认患者穿着适宜的衣服和鞋。测量血压、脉搏、血氧饱和度，填写工作表的第一部分。

第二，让患者站立，应用 Borg Scale 自感劳累评分表对其基础状态下的呼吸困难情况进行评分。

第三，按正确的方式指导患者。这项检查的目的是使患者在6分钟内尽可能走得远一些，患者应在这条跑道上来回走，但不要奔跑或慢跑。患者可能会感觉气喘或筋疲力尽，此时可减慢行走速度，甚至停下来休息，患者可在休息时靠墙，一旦患者觉得体力恢复了，应尽快继续往前走。患者需要绕着两个圆锥形的路标来回走，绕路标时不要犹豫。患者每次转身经过起点线时，试验人员会记录一次。

第四，将患者带领至起点处。试验过程中，试验人员始终站在起点附近，不要跟随患者一同行走。当患者出发时，即开始计时。

第五，患者每次返回起点时，在工作表中标记出折返次数，要让患者看到这些行动。动作可夸张一些，就像短跑冲刺终点线时裁判按下秒表一样，并用平和的语调对患者说话。①1分钟后，对患者说："您做得不错，您还要走5分钟。"②剩余4分钟时，对患者说："不错，坚持下去，您还要走4分钟。"③剩余3分钟时，对患者说："您做得很好，已经走了一半了。"④剩余2分钟时，对患者说："不错，再坚持一会儿，只剩下2分钟了。"⑤只剩余1分钟时，告诉患者："您做得不错，只剩1分钟了。"⑥不要用其他言语鼓励患者，避免做出暗示患者加快速度的肢体语言。⑦距测试结束只剩15秒时，对患者说："过一会儿我会让您停下来，当我喊停时，您就停在原地，我会走到您那儿。"⑧计时6分钟时，对患者说："停下！"然后走到患者身边，如果患者显得很劳累，推上轮椅。在其停止的位置做好标记。⑨如果患者在试验过程中停下来并要求休息，对患者说："如果您愿意，可以靠在这面墙上。当您觉得休息好了就尽快接着往前走。"不要中止计时器计时。如果患者未能走够6分钟就止步不前，并且拒绝继续试验（或试验人员认为不宜继续进行试验），将轮椅推至患者身边让其就座，终止步行试验，并将其步行的距离、中止时间及未能完成试验的原因记录在工作表上。

第六，试验结束后，向患者做出的努力表示祝贺，并递给他一杯水。记录患者行走之后的Borg Scale自感劳累分级评分，并问患者："您觉得是什么原因使您不能走得更远一些？都有哪些不舒服？"然后测定血氧饱和度、脉搏、血压，并记录。

第七，记录患者最后一次折返所走的距离，计算患者行走的总路程，数值四舍五入，以米（m）为单位，并将计算结果记录到工作表上。

（六）影响因素

①使6分钟步行距离缩短的因素包括身材矮小、高龄、体重较重、女性、认知障碍、呼吸系统疾病、心血管疾病、肌肉骨骼疾病等。②使6分钟步行距离延长的因素包括身材高大、男性、曾进行过试验、试验前服药、吸氧等。

（七）注意事项

（1）将抢救车安放于适当的位置，试验人员应熟练掌握心肺复苏技术，能够对紧急事件迅速做出反应。

（2）患者出现以下情况考虑中止试验：胸痛、不能耐受的喘憋、步态不稳、大汗、面色苍白。

（3）试验前不应进行"热身"运动。

（4）不要停用患者日常服用的药物。

（5）试验时试验人员注意力要集中，不要和其他人交谈，不能数错患者的折返次数。

（6）为减小不同试验日期之间的差异，试验应在各天的同一时间点进行。

（7）如果一名患者在同一天进行2次试验，则试验应至少间隔2小时。同一天内同一名患者不能进行3次试验。

临床上，对6 MWT仍需严格标准化，以提高其可重复性，由于测定条件的限制，6 MWT仅能反映整体功能，不能像运动心肺功能测试一样对单个器官或系统进行评价，不能完全代替运动心肺功能测试。

三、抗阻运动强度评估

对于需要康复的心肺疾病患者，选择合适的运动负荷是非常重要的。抗阻运动强度评估可为制订抗阻运动处方提供可参考的依据，便于针对不同能力的患者采取更有针对性的抗阻运动强度，从而提高康复效率。抗阻运动强度评估主要包括肌力、肌耐力的评估和最大力量的评估。

（一）肌力、肌耐力的评估

1. 常用方法

肌力是指肢体进行随意运动时肌肉收缩的力量。肌耐力是骨骼肌重复或持续收缩的能力。临床常根据肌力所能维持的时间评估肌耐力。肌力、肌耐力评估包括徒手评估和器械评估两类。

（1）徒手肌力评估

徒手肌力评估是让受检者按照检查者的指令在特定的体位下完成标准动作，检查者通过触摸肌腹、观察受检者完成动作，以及肌肉对抗肢体自身重力和由检查者施加阻力的能力，评估所测肌肉或肌群最大自主收缩能力的方法（表3-1）。

表 3-1　徒手肌力评估

分级	标准
1 级	触诊可摸到肌肉收缩，但不能引起任何关节活动
2- 级	可见肌肉收缩，消除重力的影响下关节可以轻微活动，范围 < 100%，而 > 50%
2 级	不能对抗重力运动，消除重力的影响下能进行全关节范围的活动
2+ 级	能对抗重力运动，但关节活动范围 < 50%
3- 级	能对抗重力运动，但关节活动范围 < 100%，而 > 50%
3 级	能对抗重力运动，且能完成全关节范围的活动，但不能对抗任何阻力
3+ 级	情况与 3 级相仿，但在运动末期能对抗一定阻力
4- 级	能对抗与 4 级相同的阻力，但关节活动范围 < 100%，而 > 50%
4 级	能对抗中等阻力活动
4+ 级	在活动的初期能对抗的阻力与 4 级相同，在末期能对抗 5 级阻力
5- 级	能对抗 5 级阻力，但关节活动范围 < 100%，而 > 50%
5 级	能对抗的阻力与正常相应肌肉的力量相同，并能完成全关节范围的活动

（2）等速肌力测试

等速肌力测试是在肢体被动地进行等速运动时，通过器械测定反映肌肉负荷的系列参数，评估肌肉的功能状态，如测定力矩、最佳用力角度、肌肉做功量等多种参数，能全面反映肌力、肌肉爆发力、耐力及关节活动度、灵活性、稳定性等多方面的情况。此方法准确可靠，并能提供等速向心、离心、被动等各种运动模式，不仅可为医生或教练员对患者或运动员训练的正确指导提供必要的依据，还可为评价训练的效果或某种训练方法的优劣提供依据，具有非常重要的意义。

2. 其他器械肌力评估

某些部位的肌力可用专用器械评估，以获得精确的定量数据，如握力测定、捏力测定及背部拉力测定，分别选用握力测定仪、捏力测定仪及背部拉力测定仪。

握力测定：上肢在体侧自然下垂，握力测定仪表面向外，将把手调节至适当宽度，测量 2～3 次，取最大值。握力指数＝握力（kg）/体重（kg）×100%。正常握力指数≥50%。

捏力测定：用拇指与其他手指相对捏压捏力测定仪，反映拇指对掌肌及屈曲肌的肌力，正常值约为握力的 30%。

背部拉力测定：两膝伸直，将背部拉力测定仪把手调节到膝关节以上高度，然后做腰背伸展动作，用力向上拉把手。背肌力可用拉力指数评估，拉力指数＝拉力（kg）/体重（kg）×100%。拉力指数正常值：男性 150%～200%，女性 100%～150%。由于此检查方法易引起腰痛患者症状加重，故不宜用于腰痛患者或老年人。

（二）最大力量的评估

运动强度是训练计划的核心，抗阻运动所要完成的负荷重量即运动强度。运动强度用 1 次重复最大力量（1 RM）百分比表示，1 RM 表示人体仅能完成一次的负荷重量，受试者只抵抗该阻力一次就会感到劳累。1 RM 需在制订训练计划之前的测试中完成。任何肌肉的 1 RM 测试，都必须在不断尝试与错误中测量。在成功抵抗某一阻力后，应逐渐增加 1～5 kg 的重量，直至受试者无法再举起更大的重量为止，且每两次测试之间需休息 1～5 分钟。下面为推算 1 RM 的公式：

未受训练者：1 RM ＝ 1.554×10 RM 重量－ 5.181。

受训练者：1 RM ＝ 1.172×10 RM 重量＋ 7.7704。

四、柔韧性评估

（一）柔韧性对心脏康复的重要性及意义

柔韧性是体能的重要标志之一。由于运动减少，心血管疾病患者的体质会逐渐下降，连接骨与骨的关节囊、韧带、肌腱等会逐渐发生变性、老化，柔韧性也会越来越差。而很多心血管疾病患者往往只注重有氧功能锻炼，却忽略柔韧性、平衡能力等的锻炼。柔韧性对于预防跌倒、保持生活质量有重要意义。目前有 4 种试验方法可评估柔韧性：座椅前伸试验、坐位前伸试验、抓背试验、改良转体试验。这些试验可以用来评估下肢、肩部和躯干的相对柔韧性。

（二）柔韧性评估方法

1. 座椅前伸试验

试验用品准备：①一把标准的椅子，靠背笔直，座椅高度约 43 cm。②一把足够长的尺子（约 45.7 cm），用于测量受试者前伸所达到的距离。

试验方法：①为受试者示范标准的体位，以供试验用。②让受试者坐在椅子上，向前、向下弯曲身体。③让受试者弯曲左腿并将左足平放在地面上，右腿完全伸直，足跟着地，踝关节弯曲成 90°。④让受试者两手臂伸直，优势手在上，手指向前、向下伸直，沿着尺子向下移动双手，尽可能抬头、挺胸。⑤受试者必须通过指尖向前伸，并努力通过足尖。⑥提醒受试者在试验过程中保持呼吸顺畅，缓慢地移动手指，不能突然下达最大伸展位。⑦在试验过程中，膝盖一定要伸直。如果膝盖弯曲，应让受试者重新做。⑧手指前伸达到最大限度至少要保持 2 秒才算一次前伸有意义。⑨受试者需进行两次预试验之后再进行两次正式的试验。⑩换左腿伸直重复上述步骤。⑪记录中指到足尖的距离。如果前伸不能通过足尖，得到的距离是负数。如果能够通过足尖，得到的距离是正数，应取最好成绩。

2. 坐位前伸试验

试验用品准备：①一把椅子。②一把足够长的尺子（约 45.7 cm），用于测量受试者前伸所达到的距离。

试验方法：①受试者取坐位，上半身挺直，双腿、双膝分开 20～25 cm 并向前伸直。②双腿间放一把尺子。③上半身保持直立，双手水平伸直，记录初始位置。④身体尽力向前弯曲，并记录能到达的距离。⑤每次做完后回到原位置，休息数秒，测试 3 次并取其中的最好成绩。

3. 抓背试验

试验用品准备：一把足够长的尺子（约 45.7 cm），用来测量受试者所能达到的距离。

试验方法：①在受试者开始试验前为其做示范。②嘱受试者站立，后背挺直。③令受试者将右手绕过右肩放在背部，掌心朝向背部，再让受试者将左手放在下背部，掌面背离背部。④让受试者双手应尽可能沿着脊柱向两个方向伸展，并试图使双手的手指能够接触或者超过彼此。⑤这个动作必须保持 2 秒以上才算一次伸展有意义。⑥受试者需进行两次预试验之后再进行两次正式的试验。⑦换左手绕过左肩、右手放在下背部重复上述试验。用尺子记录所能达到的距离，如果双手手指不能接触，记为负数，手指超过彼此记为正数，取最好成绩。

4. 改良转体试验

试验用品准备：①一把尺子。②胶带或者其他标志物，用于标注足部位置。

试验方法：①在试验开始前为受试者示范标准的位置和方法。②开始试验时，让受试者站立，肩垂直于墙面。受试者应该垂直于用胶带或其他标志物做的直线站立，足尖触到直线。在受试者肩部高度水平放置一把尺子，受试者的足尖应该与尺子的 30 cm 位置在一条重力线上。③让受试者向后转身，并尽可能沿着尺子向前伸展。④通过测量受试者中指关节沿着尺子所能伸到的距离评估其表现。该距离是相对于尺子 30 cm 位置的距离。例如，受试者中指关节到达的位置是 58.4 cm，那么这次伸展就是 58.4 cm − 30 cm = 28.4 cm。⑤进行 3 次试验，取最好结果进行分析。

五、平衡能力评估

（一）平衡能力对心脏康复的重要性及意义

平衡能力在临床上是指身体处于某种姿势状态，并能在运动或受到外力作用时自行调整及维持姿势的一种能力。心血管疾病患者由于运动能力下降使肌力减退、柔韧性及协调能力下降，从而导致平衡能力下降。提高平衡能力，对完成各类重复动作、防止意外跌倒等有十分重要的意义。

（二）平衡能力评估方法

常用的平衡能力评估的方法主要包括观察法和量表法。

1. 观察法

观察坐、站和行走等过程中的平衡状态。

2. 量表法

虽属主观评估，但由于其无须专门设备，评估简单，应用方便，临床普遍适用。信度和效度较好的量表主要有 Berg 平衡量表、Tinetti 量表及"站起－行走"计时测试量表。

（三）常用的徒手平衡能力评估方法

1. 单足直立平衡试验

该方法是一种定性试验方法，是临床上预防跌倒的训练方法之一。该试验分为睁眼和闭眼两种方式，闭眼法难于睁眼法。

试验用品准备：①秒表。②一面带有参考标识的墙，供受试者做视觉上的参考。

试验方法：①让受试者在距离墙面或其他可以作为参考的参考物 3 步（约 1 m）的位置站立，双足并拢，双臂下垂于身体两侧。②在开始试验前应给受试者做示范。③让患者一侧腿屈膝，使足抬离地面 15 ～ 20 cm，双腿略分开，不能相碰，并保持双手自然下垂于身体两侧。④当受试者做到单足直立动作后立即用秒表开始计时。⑤嘱受试者在尽可能长的时间内单足直立，双眼注视墙或参考物，并保持直立的下肢与地面垂直，双臂下垂于身体两侧，抬起的足部保持在同一位置。⑥在收集数据前允许患者进行两次预试验。⑦当受试者双臂偏离身体两侧、站立的下肢偏离原位置或抬起的下肢接触地面时，立即停止试验。如果受试者单足直立时间超过 60 秒，可以认为其平衡能力较好。然后让受试者在闭眼的情况下重复试验。

2. 功能性前伸试验

功能性前伸试验是评估老年人平衡能力的有效方法。受试者站立时尽量向前伸展手臂，记录其保持躯体平衡且能够支撑身体的姿势时手臂尽量前伸所能达到的距离。

试验用品准备：① 100 cm 标尺。②胶带。

试验方法：①让受试者脱去鞋、袜，放松站立，右肩垂直于墙面。②试验开始前为受试者示范标准动作。③在受试者右肩峰水平上将标尺平行于地面粘贴在墙面上。④其中一名测试者站在受试者前面，便于读取刻度，另一名测试者站在后面，以观察受试者的足跟是否抬离地面。⑤让受试者将右上肢沿标尺水平前伸（与肩关节角度接近 90°），右手握拳，使中指关节朝前，以便测量原始数值（相当于上肢长度）。⑥让受试者在保持平衡的前提下使身体尽可能前倾。⑦当受试者的双足抬离地面时，立即停止试验。⑧在正式开始试验前让受试者进行两次预试验，以便熟悉试验环节。正式试验时评估受试者的平衡能力。⑨功能性前伸试验评估的结果是所能达到的最大距离减去原始测量值，需进行两次试验，取最好成绩。

3. 起身行走试验

起身行走试验也称 2.4 m 起身行走试验，对于肌力和肌肉适应性测试是一种最常用且可靠的评估方法，测试的变量是受试者从一把 43 cm 高的椅子上起身，步行 2.4 m，再坐回椅子上，恢复原位置所用的时间。

试验用品准备：①一把标准椅子，靠背直立，椅子坐高 43 cm。②一个位置标示点。③秒表。

试验方法：①把椅子靠在墙上，在距离椅子座位前缘 2.4 m 的位置放一标示点。②让受试者坐在椅子上，双手放在大腿上，后背靠在椅子靠背上，双足平放在地面上。③为受试者做示范，要求始终保证至少一足踩在地面上，且必须是走，不是跑。④在按下秒表的同时发出起始信号。⑤起始信号发出，受试者应立即起身（可借助手臂的力量），朝标示点行走，再回到椅子处，坐回原位。⑥让受试者进行一次预试验，再进行两次正式试验，用平均得分评估受试者的表现。

第四章　心脏康复常用治疗方法

第一节　药物处方管理

有效的药物治疗是心血管疾病治疗的基石。实现药物最大疗效的前提是使用有效剂量的药物、控制危险因素、主动管理药物的相互作用和不良反应，以提升药物治疗的依从性，同时应探索临床药师融入心脏康复团队参与药事服务的机制和模式。

心脏康复药物处方管理应遵循如下原则：①遵循指南建议给予规范化药物处方。②个体化选择用药方案。③关注药物的相互作用和不良反应。④关注药物对运动耐量的影响。⑤关注药物管理在心脏康复中应注意的问题。⑥提高患者的服药依从性。⑦充分发挥临床药师的作用。以下将从①、②、⑤三方面对药物处方管理进行介绍。

一、遵循指南建议给予规范化药物处方

以心血管疾病中患病率最高的冠心病药物处方为例，国内外指南一致建议冠心病治疗药物分为改善预后药物和改善心绞痛药物两类。改善预后的药物包括阿司匹林（如不能耐受，可选择氯吡格雷或替格瑞洛替代）、他汀类、ACEI（如不能耐受，可选择血管紧张素 II 受体拮抗剂替代）、β受体阻滞剂；改善心绞痛的药物包括β受体阻滞剂、钙通道阻滞剂、硝酸酯类、伊伐布雷定和曲美他嗪。药物的具体使用方法可参考《稳定性冠心病基层诊疗指南》。

二、个体化选择用药方案

个体化用药应考虑如下因素：患者需要使用的药物类别、剂量，应达到的目标和是否能够达到目标。建议根据指南结合患者的病情特点、合并症和基本生命体征情况等有针对性地选择药物；根据治疗目标，结合年龄、性别、体重、既往用药史等调整药物剂量。

三、关注药物管理在心脏康复中应注意的问题

（一）了解患者正在服用的药物

对服用抗心绞痛药物的患者，运动康复时药物的服用时间和服用剂量应与运动评估前保持一致，尤其是β受体阻滞剂、非二氢吡啶类钙通道阻滞剂和硝酸酯类药物，以免不同时间和剂量导致药效不同，影响运动评估或运动训练效果。如更改上述药物剂量，需重新评估、制订新的运动处方。

治疗师在开展运动治疗时需保证备好硝酸甘油、卡托普利等急救对症类药物，并提醒患者运动时携带硝酸甘油等急救对症类药物，以防止严重心血管事件的发生。对于发作稳定型劳累性心绞痛的患者，可在运动前 5 ~ 10 分钟使用硝酸异山梨酯 10 mg 或硝酸酯类喷雾剂，

以降低运动中出现的心肌缺血，保证运动疗法的有效实施。

（二）了解诱发患者发生心肌缺血等临床症状的运动阈值

在运动处方和运动指导时避免使用高于缺血阈值的运动强度。急性心肌梗死或其他心功能不全的患者在运动康复过程中容易发生急性左心衰竭，心脏康复医生和治疗师在进行康复治疗时需警惕急性左心衰竭的症状，如频繁咳嗽、喘憋、呼吸困难、肺部啰音和泡沫样痰等。

（三）将心率作为运动靶目标时应考虑药物对心率的影响

一些药物可能会降低心脏对急性运动负荷的反应能力，如 β 受体阻滞剂和非二氢吡啶类钙通道阻滞剂，服用后患者的心肌变时性（心率反应）和变力性（泵血功能）都相应下降。如果更改上述药物的剂量或服药时间，需重新评估、制订新的运动处方，避免继续使用原心率靶目标，或使用 Borg Scale 自感劳累评分表来判断患者的运动强度。

（四）关注药物副作用对运动康复的影响

硝酸酯类和钙通道阻滞剂都具有外周血管扩张作用，运动时骨骼肌血管床扩张，在服用降压药物的基础上，可能进一步增加外周血管的扩张程度。使用扩张外周血管的药物期间，在运动康复时需注意低血压和直立性低血压的发生，避免在运动康复训练过程中让患者突然改变体位或做其他类似活动。同时，避免导致外周血管扩张的其他因素，如环境温度过高或高强度运动，可能导致患者发生低血压相关的头晕或晕厥。心脏康复医生在给患者做运动处方以及治疗师在指导患者运动时，应注意调整运动强度和运动方式。

他汀类药物是冠心病二级预防的基石药物。他汀类药物引起的肌肉疼痛或乏力等症状，可能导致患者的运动耐量下降或对运动康复训练的依从性差。其原因不明，有研究认为可能与该类药物致骨骼肌细胞内线粒体受损和能量供应不足有关，由此引发的骨骼肌纤维损害常常早于患者的肌肉疼痛症状或肌酶水平升高而出现。当出现肌肉疼痛时，尽早识别，并减量或换用其他药物。同时，运动可导致肌酸肌酶升高，当检测到肌酸肌酶升高时应询问患者的运动情况，避免误认成他汀类药物的副作用。

利尿剂是高血压和心力衰竭的一线治疗药物。服用利尿剂的患者容易出现过度疲劳和虚弱——可能是酸碱失衡或电解质失衡的早期症状。心脏康复医生和治疗师在心脏康复治疗中与患者紧密接触时，应注意观察利尿剂导致的严重酸碱或电解质失衡。

地高辛是改善心力衰竭症状的药物。服用地高辛的患者若出现头晕、恶心、心律失常、意识障碍，可能是地高辛中毒。心脏康复医生和治疗师应注意早期识别此类症状，阻止严重或致命的后果发生。

许多冠心病患者因合并疾病长时间卧床，血栓形成风险增加，需预防性服用抗凝药物。心脏康复医生和治疗师需了解抗凝药物的使用方法和其导致的出血风险。康复治疗中的手法治疗，如深部组织按摩或排痰须小心使用，避免损伤导致出血。

第二节　运动训练

运动训练是心脏康复的核心内容。在心血管系统方面，运动可增加心排血量和摄氧能力，增加心脏和周围肌肉的供氧。在呼吸系统方面，通气量在最大运动时可增加 20 倍，肺内通气血流比更平均，动脉血氧分压更稳定，使呼吸困难减轻，运动也会使气管扩张，黏液松动，有利于痰液的排出。在肌肉骨骼系统方面，运动训练能提高肌肉细胞的有氧和无氧代谢，增加肌肉的毛细血管密度，改善心肺系统协调工作的能力，显著提高患者的最大摄氧量，从而改善呼吸困难症状，提高运动耐力和生活质量。运动训练一般包括有氧运动、抗阻运动、柔韧性训练和平衡训练。

一、有氧运动

有氧运动是运动训练的主要形式。有氧运动是指运动时以有氧代谢为主的耐力性运动，是一种身体大肌群参与且持续时间较长的运动训练，可提高机体的摄氧量，增强心肺功能，提高身体耐力。

有氧运动增强心肺功能的机制包括：改善血管功能和血管形态，引起血管适应性增加；增加肌肉含量、减轻炎症反应等，改善骨骼肌功能，进而引起骨骼肌适应性增加；增加葡萄糖代谢和胰岛素敏感性，进而改善全身代谢状态；改善呼吸功能和认知水平等。上述改变均可促进心肺耐力增加，增强患者的运动耐力。

有研究表明，冠心病患者，尤其是老年患者采用有氧运动疗法能更有效改善患者心率波动，增强心功能，提高生活质量。有氧运动的优势包括：对肥胖、血脂异常、高血压、冠心病等危险因素具有有效防控作用；能稳定冠状动脉斑块；可通过调节血管内皮功能，促使冠状动脉功能与结构得到改善；增加血液流动性；还能通过建立冠状动脉侧支循环，使冠状动脉供血、供氧能力取得代偿性改善，并具有增加冠状动脉管径与弹性的作用；同时，对训练场地要求不高，适用范围广泛；属中低强度、耐力性、大肌群周期性运动，安全系数高。特别是老年患者体质较弱，病变常累及多支冠状动脉，病情复杂，运动耐受性较差，故有氧运动较为合适。研究表明，老年冠心病患者配合有氧运动疗法更有助于改善患者心脏自主神经系统功能、提高心脏泵血功能的储备，究其原因，可能与有氧运动能有效降低交感神经张力、增加迷走神经活性密切相关。

（一）有氧运动处方设定

1.运动方式

有氧运动的运动方式选择应基于患者的具体情况和平时运动爱好、习惯确定。其中最有效的有氧运动是运用大肌群完成持续或间歇的运动，主要包括走路、慢跑、快跑、骑自行车、游泳、跳绳、划船和爬楼梯等。运动方式的选择还取决于有哪些相关运动设施可供使用，如可通过功率自行车、运动平板、四肢联动治疗仪等方式训练。

2. 运动强度

运动强度是运动处方的核心，运动强度应根据患者的目标量身定制。训练强度可通过以下几种方式安排，具体如下：①传统运动目标心率法。传统运动目标心率是最大预测心率（HR_{max}）[HR_{max} = 220 −年龄（岁）]的 50%～60%。②以峰值氧耗量为标准确定运动强度，常采用 40%～80%峰值氧耗量。③无氧阈法。采用 AT 值（60% VO_{2max}）确定运动强度，起始运动强度推荐为 25%～60% VO_{2max}。④储备心率法。目标心率 =（最大运动时心率 −静息时心率）×（0.6～0.8）+静息心率，最大运动时心率 = 220 −年龄（女）/205 −年龄（男），储备心率 =最大运动时心率 −静息时心率。⑤靶心率法。运动时的靶心率 = 170（病情较轻、体质较好者为 180）−年龄。

在运动实施过程中应遵守以下主观体力感觉（RPE）数值：低强度有氧运动 RPE < 12（轻度），40%～60%最大运动时心率；中等强度有氧运动 RPE 为 12～13（中等），60%～75%最大运动时心率；高强度有氧运动 RPE 为 14～16（重度），75%～90%最大运动时心率。

一般情况下，低危患者采用高强度有氧运动，中危患者采用中等强度有氧运动或无氧代谢阈值耗氧量（VO_2AT）强度运动，高危患者采用低强度有氧运动，对极高危患者暂不建议有氧运动，待病情改善后重新评估。RPE 是非常实用的工具，尤其是对测量脉搏感觉不适者，主要包括心律失常（心房颤动、心房扑动）患者及需使用药物（β 受体阻滞剂、钙拮抗药）控制心率的患者。RPE 可在不干扰有氧运动的同时获得有效、准确的评估。

3. 运动时间

对于提高心肺功能和最大摄氧量的耐力运动的时间要求正好与强度要求相反。强度越大，实现提高心肺功能耐力运动的时间越短。低强度、长时间的运动计划可收到与高强度、短时间运动计划一样的效果。目前推荐 30～60 分钟的有氧运动，不包括热身和结束后的整理活动。因频率的关系，如果耐力运动超过 45 分钟，会增加关节损伤的概率。为避免急性损伤，应在数周到 1 个月的周期运动后逐渐增加运动频率、时间和强度。

4. 运动频率

合理的运动频率是每周 3～5 次。如果每周训练次数大于 3 次，最大摄氧量的提高会达到平台期，同时，出现运动损伤的概率会显著增加。虽然对体力不佳的患者来说，每周训练 1～2 次可改善心肺功能，但是会引发体重的轻微降低，并对精力和耐力产生影响。对于条件允许的患者，如果每周运动次数 < 2 次，对心肺功能的改善作用可能会非常微弱。

（二）有氧运动注意事项

在运动处方刚刚开始时，应检测患者运动前、运动中和运动后的血压和心率水平；运动开始前 30～60 分钟调节水分和糖的摄入，如血糖偏低，可适当补充糖水或甜饮料；应注意前一天的运动量和休息状态，以及心绞痛的发作次数；应注意所服用的药物对心血管的影响；运动前应有充分的准备活动，运动后应有一定时间的整理活动。

二、抗阻运动

抗阻运动可提高肌力和耐力，防止日常生活活动能力减少后产生的肌力下降和肌肉萎缩。有研究证实，抗阻运动能延缓因增龄导致的肌力和骨密度（BMD）下降。研究发现，抗阻运动能提高肌力、促进成骨生长并优化骨质结构、增加骨强度和 BMD，其机制为：肌肉收缩对骨骼产生压力负荷和压电效应，成骨细胞在压电效应作用下活性增强。在心血管系统方面，抗阻运动不会引起强烈的心率变化，主要提升心脏压力负荷，以此维持心肌氧供需平衡状态。抗阻运动主要通过提升骨骼肌力量的方式，提高机体基础代谢率，以达到增加运动耐力及提高生活质量的目的。

（一）抗阻运动处方设定

1. 运动方式

抗阻运动的运动方式包括通过弹力带训练、轮滑拉力器、哑铃和捆绑式沙袋、等速训练仪等进行上下肢、躯干或全身的力量训练。应以患者功能性训练为目标选择合适的抗阻运动方式。

2. 运动强度

早期进行抗阻力量训练的重点是给肌肉、骨骼适应的时间，以降低肌肉过度疼痛和损伤的可能性。最初的抗阻负荷应设定在适度水平，允许患者在没有训练的情况下达到指定的可重复范围，这对于心血管疾病患者尤为重要。抗阻运动的运动强度建议为 1RM 的 20%～50%。需要注意的是，对于老人、青少年、儿童、高血压或心脏病患者，1RM 测试具有较高的危险性，因此临床常使用低限阻力测试的值即 10 RM 预测最大负荷量。

3. 运动时间

对于心脏病患者，训练强度应适度降低，重复次数适当增加。一次运动应包括 8～10 项综合性的训练，应在 15～20 分钟完成，并且在充分的有氧锻炼后进行。

4. 运动频率

传统抗阻力量训练的每项训练包括 3 组动作。但在初级阶段，单组和多组项目对肌肉强度的改善程度相同。因此，对初始训练者，建议每周至少进行 2 次单一项目训练，如时间允许，可增至每周 3 次。

（二）抗阻运动的适应证及禁忌证

1. 适应证

低心血管危险人群，血压控制良好的高血压患者，稳定性冠心病患者等。

2. 禁忌证

包括不稳定性冠心病、心律失常、严重肺动脉高压、严重冠状动脉狭窄、急性心肌炎、心内膜炎和心包炎、未控制的高血压（> 180/110 mmHg）、主动脉夹层、马方综合征患者。

运动中应加强注意的患者包括：具有冠心病的主要危险因素、任何年龄段的糖尿病、未控制的高血压（> 160/100 mmHg）、低体能水平（< 4 METs）、肌肉骨骼问题（关节炎、骨质疏松症等）、安装心脏起搏器和除颤器的患者。

（三）抗阻运动的注意事项

抗阻运动应在有氧运动完成后进行，保证充分热身。使用重量器材或仪器前要知道如何操作。应进行低速或中速的有节律运动。全关节运动，通过在用力相呼气和放松相吸气，避免屏气和 Valsalva 动作。上肢和下肢运动交替进行，以保证运动过程中充分休息。由于训练效果的特异性，抗阻运动应包含所有大肌群的运动。应降低阻力水平，增加重复次数。近期行 CABG 的患者应避免上肢＞50% 最大肌力的抗阻运动，直至 8 ～ 12 周胸骨完全愈合后再进行。需测定不同肌群的 1 RM，然后上肢以 30%～ 40% 1 RM 开始，而下肢以 50%～ 60% 1 RM 开始。

三、柔韧性训练

柔韧性训练能扩大关节韧带的活动范围，有利于提高身体的灵活性和协调性，降低意外损伤的发生概率。心血管疾病患者通过柔韧性训练可使僵硬的肌肉得到松弛，防止肌肉痉挛。经柔韧性训练能加强肌肉、韧带的营养供应，可延缓肌肉、韧带的衰老，还能延缓血管壁弹性下降和皮肤松弛。柔韧性训练可在抗阻训练和有氧训练前后进行。

（一）运动处方设定

运动方式有自我伸展或辅助牵伸训练。进行柔韧性训练的患者拉伸至某一姿势时，若感觉到肌肉轻微紧张，保持此姿势 10 ～ 30 秒，每个动作反复 2 ～ 4 次，一般总时间不超过 10 分钟，每周 2 ～ 3 次。

（二）注意事项

柔韧性训练要持之以恒，循序渐进。训练前要充分做好准备活动，避免发生肌肉、韧带拉伤。柔韧性训练要适度，注意全面协调训练，防止过分发展柔韧性，引起关节和韧带变形。

四、平衡训练

平衡是指身体不论处在何种位置都能保持最大程度稳定的一种姿态，以及在运动或受到外力作用时能自行调整并维持姿势的一种能力。平衡能力的下降是跌倒的重要危险因素。平衡训练可提高平衡能力，降低跌倒的风险，提高运动能力，进而提高生活质量。平衡训练适用于平衡能力下降的患者，也适用于正常人群。

（一）运动形式

可通过常规的平衡训练方法，如平衡杠内行走、不稳定平面上的重心保持等进行平衡训练。还可通过平衡训练仪来训练，主要包括增强站位及坐位平衡能力的训练。

（二）注意事项

平衡训练适用于平衡功能障碍患者，也适用于正常人群。患者存在严重的心律失常、心力衰竭、严重感染或严重痉挛等情况时，暂不宜进行平衡训练。训练时，要在患者旁边密切监护，以免发生跌倒。训练中要给患者口令，以提示、指导或鼓励患者完成相应动作或任务。可让患者面对镜子矫正姿势。训练前、训练中和训练结束后，注意评估患者的平衡功能，了解存在的问题，制订或修改训练方案。注意综合训练，由于保持平衡还需要患者有适当的肌力、肌张力和关节活动度等，因此进行平衡训练的同时，还要进行相关的肌力等其他方面的训练。

第三节　膳食营养干预

膳食营养是影响心血管疾病的主要环境因素之一。现有的循证医学证据显示，从膳食中摄入的能量、饱和脂肪酸过多，以及蔬菜、水果摄入不足等，会增加心血管疾病发生的风险，而合理、科学膳食可降低心血管疾病发生的风险。健康的生活方式包括合理膳食，其是预防和治疗心血管疾病的基石。合理膳食作为心血管疾病二级预防措施之一，能降低冠心病发病率和病死率，且经济、简单、有效、无副作用。因此，膳食营养干预是心血管疾病二级预防和康复的主要内容之一。

一、营养处方原则

第一，食物多样化，保证健康膳食。心血管疾病患者健康膳食的选择应注重谷物、豆类、蔬菜、水果、瘦肉、禽肉、鱼和脱脂乳制品的全面摄入。减少动物性食物的摄入量，避免摄入高脂食物，可以选择低脂食物。在限制其他饱和脂肪酸的条件下，每天摄入瘦肉不超过 75 g，鸡蛋的摄入量每周不超过 4 个。推荐每周至少摄入两次海鱼或淡水鱼，每次 150 ~ 200 g。极低脂肪膳食有助于达到降脂目标，在二级预防中，这类膳食也可以辅助药物治疗。

第二，摄入的总能量与身体活动要平衡，以保持健康体重，使 BMI 维持在 18.5 ~ 23.9。

第三，膳食中脂肪提供的能量不超过总能量的 30%，其中饱和脂肪酸提供的能量不超过总能量的 10%。尽量减少摄入肉类食品和奶油，尽量不用椰子油和棕榈油。每日烹调油用量控制在 20 ~ 30 g。

第四，减少反式脂肪酸的摄入，其提供的能量不超过总能量的 1%。少吃含有人造黄油的糕点、含有起酥油的饼干和油炸、油煎食品。

第五，摄入充足的多不饱和脂肪酸，n–6 多不饱和脂肪酸与 n–3 多不饱和脂肪酸的比例达到（4 ~ 5）: 1。提倡从自然食物中摄取 n–3 多不饱和脂肪酸，补充鱼油制剂应适量。

第六，摄入适量的单不饱和脂肪酸，其提供的能量占总能量的 10% 左右。可选择富含油酸的茶油、玉米油、橄榄油、米糠油等烹调用油。

第七，膳食胆固醇摄入量不应超过 200 mg/d。应限制富含胆固醇的动物性食物，如肥肉、动物内脏、鱿鱼、墨鱼、蛋黄等。富含胆固醇的食物同时也多富含饱和脂肪酸，选择食物时应一并加以考虑。

第八，限盐。每天摄入食盐不超过 6 g，包括酱菜、调味品中的食盐，提倡食用高钾低钠盐（肾功能不全者慎用）。

第九，适当增加钾的摄入，使钾 / 钠 = 1，即每天钾摄入量为 70 ~ 80 mmol。可通过每天摄入蔬菜、水果增加钾的摄入。

第十，摄入足量的膳食纤维，每天应摄入 25 ~ 30 g，可从蔬菜、水果和全谷类食物中获取。

第十一，摄入足量的新鲜蔬菜（400 ~ 500 g/d）和水果（200 ~ 400 g/d），可以减少患冠心病、脑卒中和高血压的风险。

第十二，增加身体活动，每天应进行中等强度的活动 30 分钟，每周活动 3 ~ 5 天。

二、营养处方制订

（一）评估

通过膳食回顾法或食物频率问卷，了解、评估患者每日摄入的总能量、总脂肪、钠盐和其他营养素的水平；评估患者的饮食习惯和行为方式；评估患者的身体活动水平和运动功能状态；评估患者的体格检查结果和生化检测指标。

（二）制订个体化膳食营养处方

根据评估结果，针对膳食习惯和行为方式存在的问题，制订个体化膳食营养处方。

（三）膳食指导

根据营养处方和个人饮食习惯，制订食谱；指导患者选择健康的膳食；指导患者改变行为方式，纠正不良的饮食习惯。

（四）营养健康教育

对患者及其家庭成员进行营养健康教育，使其关注膳食目标，并知道如何完成它；告知患者常见食物中盐、脂肪、胆固醇和能量的含量，各类食物的营养价值及其特点；告知患者如何看食品营养标签；告知患者应科学运动等。

（五）注意事项

将行为改变模式与既定膳食方案结合起来。膳食指导和生活方式调整应根据个体的实际情况。针对不同危险因素进行排序，循序渐进，逐步改善各种危险因素。

第四节　心理康复和睡眠管理

一、心理康复

目前的心脏康复主要关注体力活动的恢复，而忽略了患者心理因素对康复的影响。实际上，冠心病的情绪与心理管理应贯穿于冠心病全程管理的始终。

康复过程中，患者情绪变化常伴躯体不适，医生有责任帮助患者判断这种不适是否由心脏病引起，很多时候这种表现与神经功能失调有关。运动康复可非常有效地缓解这种症状，同时有助于患者克服焦虑、抑郁情绪，提高自信心。当患者能够完成快步走或慢跑，或能够完成一个疗程的运动康复后，会更加坚信自己可从事正常活动，包括回归工作、恢复正常家庭生活等。

认知因素在决定患者的心理反应中起关键性因素，包括对病因和疾病结果的态度，对治疗预期作用的态度等。患者在获得诊断和治疗决策阶段，以及后续治疗和康复阶段，可能经历多种心理变化，心脏科医生主要的帮助手段是认知行为治疗和运动指导。

1. 认知行为治疗

（1）健康教育

心血管疾病患者常因对疾病不了解和担忧疾病预后而导致情绪障碍，需要从心理上帮助患者重新认识疾病，向患者解释心脏疾病转归和预后，纠正患者不合理的负性认知，恢复患者的自信心，使患者的焦虑、抑郁情绪得到有效缓解。健康教育可通过定期讲课形式或一对一咨询方式进行。内容包括冠心病、高血压、心律失常、心力衰竭等疾病的防治课程，让患者了解疾病的发生、发展和预后，减少不了解疾病对患者造成的心理障碍。同时让患者了解精神心理障碍对心脏疾病发生的影响，使得患者重视精神心理障碍的治疗。

（2）心理支持

有精神心理障碍的患者在描述症状时，医生要对患者的病情表示理解和同情，耐心倾听患者对疾病的描述。在患者阐述病情时，除了心血管疾病症状，还要尽可能详细询问患者有无其他不适症状，如睡眠问题、有无紧张和担心、有无乏力和情绪不佳；讨论症状出现时的心理、情绪问题，了解患者对自身心脏疾病的认识，有无随时感到疾病会对自己造成重大威胁，或对疾病的治疗和恢复失去信心；要了解患者发病之初有无负性生活事件，如亲人病故、病重以及其他重大精神创伤和压力。通过上述与患者的充分交流、沟通，可重新取得患者的信任，在对患者病情充分了解的情况下，结合本专业知识，对患者进行合情合理的安慰，给予其适当的心理支持，打消其顾虑，使患者看到希望，恢复患者战胜疾病的勇气和信心。

精神心理障碍患者固有的心理防御机制使他们倾向于隐瞒自己的抑郁、焦虑情绪，同时也担心医生考虑精神心理因素时，会耽误对心脏疾病的诊断和治疗。此时医生须帮助患者认识到其目前的病情与精神心理障碍可能有关，抑郁、焦虑同样会导致患者有躯体不适，应帮助患者正确判断其心血管疾病的严重程度，客观评价患者临床症状与心血管疾病之间的关系，让患者认识到被其夸大的疾病和症状。要详细解释精神心理障碍治疗的必要性，解释药物使用过程中的特点和注意事项，以取得患者对疾病诊断的充分理解和对治疗的积极配合。

（3）提高治疗依从性

研究显示，合并有精神心理障碍的患者治疗依从性差，表现为对抗焦虑、抑郁治疗的不依从，以及对心脏康复或二级预防的不坚持。因此，提高患者的治疗依从性对改善患者预后非常重要。可从以下方面予以注意。

第一，加强治疗指导。以患者能够理解的方式进行，使用亲切的语言使患者感到宽慰，根据患者的医疗需求和受教育程度提供浅显易懂的口头和书面信息，如告知其为什么需要治疗，怎样治疗，治疗的益处，各个药物的用法用量、注意事项和可能产生的不良反应等。通过对患者的健康教育，提高患者对自身疾病的认识，正确理解治疗方案，促使患者家属积极配合，支持和监督患者接受治疗。

第二，调动支持系统。支持系统作为一种社会心理刺激因素，会影响患者的身心健康，通过提供正确、合理的家庭社会支持，改善家庭和社会环境，可提高治疗依从性。家庭、社会的支持对患者精神心理健康有直接促进作用，能够让患者在遇到应激事件时，更好地应对困难，渡过难关，降低应激事件对患者身心健康产生的消极影响，减少心理障碍的诱发因素，降低发病率。而且良好的家庭、社会支持，可在对疾病康复起到促进作用的同时减少疾病复发；

反之，缺乏家庭、社会有效支持的患者可能得不到良好的康复，甚至会增加复发机会。鼓励患者家属和患者之间进行感情互动，可促进患者恢复，同时要对患者家属进行适当的健康教育，提醒患者家属应避免过度紧张，以免给患者造成更大的精神压力。

（4）随访

随访有利于定期了解患者病情变化和指导患者进一步的治疗，可提高治疗依从性，提高患者对治疗的信心。随访应从患者接受治疗开始，初期可1周或2周一次，之后适当延长随访时间。随访中，医生主要观察患者治疗的效果及药物不良反应，并根据随访情况调整用药及支持性治疗内容。治疗早期的随访非常重要，医生应根据不良反应的情况尽量把药物剂量加到有效值，同时鼓励患者治疗达到足够疗程，减少复发。远期随访可获得长期效果，随访过程对患者具有持续心理支持作用。随访方式可通过门诊咨询、电话或信件等方式进行。

随访过程中，如反复出现治疗依从性不好，患者行为异常（如陷入疑病状态不能自拔）或出现"报警"信号（无故投诉医生或有自我伤害行为），应请精神科或临床心理科医生会诊，缓解患者负面情绪造成的压力，避免与患者陷入纠缠乃至对立的医患关系。

2. 运动治疗

运动治疗对冠心病的益处已经是医学界的共识，大量研究也证明，运动在改善冠心病患者生存率的同时也能够改善患者的焦虑、抑郁症状。Lavie 等进行的随机对照研究显示，运动训练可改善冠心病患者的焦虑和抑郁症状，并且无论是对年轻还是老年患者都有效。Richard 等对522名冠心病患者追踪观察长达4年，结果显示，运动治疗能使合并抑郁障碍的冠心病患者病死率降低73%，同时该研究结果还提示，只需较小程度改善患者的心肺功能，即可降低抑郁障碍的发病率以及冠心病患者的病死率。

我国学者的研究同样得出相似结论：3个月的运动治疗能显著改善心脏神经症患者的焦虑、抑郁等负性心理障碍，进一步提示运动治疗对负性心理障碍有肯定的疗效。

运动治疗前，须对患者综合评估，包括：①确认患者有无器质性病变及程度。②患者焦虑、抑郁情况及程度，既往治疗情况，有无复发史等。③心肺功能及运动能力。如果有条件，建议患者进行运动评估，可结合患者的兴趣、需要及健康状态来制订运动处方，并遵循个体化的运动处方进行运动治疗。如果条件受限不能进行运动评估，或者患者未合并器质性心脏病，也可以根据年龄、运动习惯等因素给予合适的运动指导。运动处方包括运动频率、强度、时间和方式。根据运动心肺功能测试结果（如静息心率、最大心率、血压和心电图的改变）、病变程度、左心功能状况和症状来确定运动强度，对于有些患者也可根据 RPE 数值来调整运动强度。根据运动训练实施过程中患者对训练的反应，以及再评定的结果，不断对运动处方进行修订。对于所有患者，医生应鼓励其进行每周3～5次，每次30～60分钟的中等强度有氧运动，辅以日常活动，如散步、做园艺、做家务，以及两次抗阻训练，包括哑铃、弹力带等训练。

运动治疗应注意：①建议高危者在心电和血压监护下运动。一方面可以观察患者在运动中的心血管反应，及时调整运动处方；另一方面可消除患者对运动的恐惧心理，让患者在放松状态下运动。低危者可以选择在康复中心或者家中进行运动训练，建议在运动过程中播放舒缓的音乐，营造轻松的运动环境。②低危冠心病患者或心脏神经症患者有氧运动强度可偏大，建议为最大运动量的 70% ~ 80%；高危冠心病患者则从低、中强度开始，循序渐进。③ 在每次运动前后通过柔韧性运动方式进行热身和放松，有助于预防运动损伤。中老年患者可进行平衡训练，以降低运动中跌倒的风险。在运动治疗一段时间后应适当增加抗阻训练，以增强肌力和肌耐力，改善患者的生活质量。④ 治疗过程当中多和患者及家属交流，及时解答患者的困惑。多给予鼓励，尤其是在患者有进步时，这种心理支持应贯穿治疗的始终。

二、睡眠管理

冠心病与睡眠障碍关系密切，有关失眠（阻塞性睡眠呼吸暂停低通气综合征除外）与缺血性心脏病发病危险的荟萃分析研究发现，在调整年龄和各种心血管危险因素后，入睡困难与冠心病发病的相对危险度为 1.47 ~ 3.90。另有研究显示，失眠（< 6 小时）和睡眠过多（> 9 小时）是年龄 > 35 岁、无心脏病史的成年人发生冠心病的独立危险因素，也是冠心病患者发生抑郁的标志之一。临床医生对冠心病患者的失眠问题应足够重视，早期给予有效的预防和控制。

处理失眠时首先需明确患者的失眠原因，包括：因心血管疾病症状所致失眠，冠状动脉缺血导致心脑综合征所致失眠，使用心血管药物所致失眠，心血管手术后不适所致失眠，因疾病继发焦虑、抑郁导致失眠，睡眠呼吸暂停以及原发性失眠。同一患者可能有多种失眠原因。

对于因心血管疾病症状、其他疾病导致的失眠，医生应注意建立良好的医患关系，取得患者的信任和主动合作很重要。对于初次诊断为冠心病的患者要给予安慰、关心，使患者减轻因冠状动脉供血不足本身及其治疗后出现的适应不良。不少患者对心肌缺血及治疗怀有恐惧心理，常担忧 PCI 或 CABG 治疗的后果。在治疗前应详细说明治疗的必要性、效果及可能发生的不良反应，使患者有充分的心理准备。可指导患者适当活动，有助于减轻患者的紧张情绪及改善睡眠。

合并多种疾病的老年患者和 CABG 后的患者易发生谵妄，并伴睡眠障碍，应注意治疗原发疾病和消除诱发因素，如心肌缺血、呼吸困难、低血压、电解质紊乱、焦虑等，同时给予对症药物治疗，如氯丙嗪 25 mg 肌内注射、奥氮平（剂量 2.5 ~ 10.0 mg）口服、奋乃静（1 ~ 2 mg）口服。应注意，对谵妄患者避免应用苯二氮䓬类镇静药物。

指导患者学会记录睡眠日记，以便了解患者的睡眠行为，纠正患者不正确的失眠认知和不正确的睡眠习惯。在冠心病的康复阶段常可遇到各种应激，对预后有明显影响，要注意指导患者及家属做好心理、家庭、社会等方面的再适应。

患者在发生失眠的急性期尽早使用镇静催眠药物，如苯二氮䓬类、非苯二氮䓬类或 5- 羟色胺再摄取抑制剂（SSRI）。要短期、足量、足疗程治疗，一种镇静催眠药物疗效不佳时可联合另一种镇静催眠药物。每种药物都尽量用最低有效剂量。对有焦虑、抑郁情绪者建议采用新型抗焦虑药，如 SSRI、氟哌噻吨美利曲辛片等，其不良反应较少，成瘾性低。

总之，对于睡眠障碍患者，其治疗原则如下：① 综合治疗。躯体治疗结合心理治疗。② 镇静催眠药物治疗，要短期、足量、足疗程治疗。③ 个性化治疗。根据患者的年龄、治疗史、药物治疗意愿和对治疗药物的耐受性及治疗费用等因素，选择合适的药物。④ 开始治疗前，要让患者了解药物的作用、疗程、可能的不良反应，并指导其遵医嘱服药。

参考文献

[1] 陈桂英，王旭，韩开宇．心肺康复一体化的临床实践 [M]．北京：人民卫生出版社，2020.

[2] 陈明友，徐瑞，林淑珍．心力衰竭的防治 [M]．济南：山东大学出版社，2015.

[3] 陈伟，范秋季．心肺运动试验在心肺康复中的应用现状及展望 [J]．实用心脑肺血管病杂志，2019，27（11）：1–5.

[4] 樊朝美，张健．心力衰竭的药物治疗——新药与治疗策略 [M]．北京：科学出版社，2019.11.

[5] 房秀清，尹丽欣．心脏康复治疗对心力衰竭患者运动心肺功能的临床影响 [J]．世界最新医学信息文摘，2018，18（25）：35.

[6] 国家卫生计生委合理用药专家委员会，中国药师协会．心力衰竭合理用药指南 [M].2 版．北京：人民卫生出版社，2019.

[7] 贾鹏，赵运钢．心脏康复在慢性心力衰竭患者中的应用及对预后的影响 [J]．心血管康复医学杂志，2021，30（6）：661–665.

[8] 李冬青．心力衰竭 [M]．北京：科学技术文献出版社，2016.

[9] 李颖，陈铎．心肺运动测试指导心脏康复对慢性心力衰竭患者心肺功能、生命质量的影响观察 [J]．贵州医药，2021，45（1）：56–57.

[10] 李永洪，李德鑫，李国栋，等．心力衰竭的 CRT 治疗 [M]．青岛：中国海洋大学出版社，2018.

[11] 刘西花，李晓旭，刘姣姣．心肺康复 [M]．济南：山东科学技术出版社，2019.

[12] 罗伟，苏海，杨人强．新编心力衰竭防治精选 [M]．南昌：江西科学技术出版社，2016.

[13] 欧柏青，杜万红，符晓华．心力衰竭诊治精要 [M]．长沙：湖南师范大学出版社，2013.

[14] 沈玉芹，张健．慢性心力衰竭心脏康复 [M]．北京：人民卫生出版社，2017.

[15] 王嘉琪，王晓文，蒋成龙，等．个体化心脏运动康复训练对老年心力衰竭患者生活质量测定量表评分的影响研究 [J]．山西医药杂志，2021，50（12）：1994–1997.

[16] 王清海，黄培红．心力衰竭预防与康复 [M]．北京：人民卫生出版社，2020.

[17] 魏毅东．心力衰竭的现代管理 [M]．上海：同济大学出版社，2017.

[18] 徐予，朱中玉，刘煜昊．实用心力衰竭学 [M]．郑州：河南科学技术出版社，2016.

[19] 杨杰孚，张健．心力衰竭合理用药指南 [M]．北京：人民卫生出版社，2016.

[20] 杨杰孚．心力衰竭规范化防治——从指南到实践 [M]．北京：北京大学医学出版社，2017.

[21] 张春来，卢峰，庞占泉，等．心力衰竭诊断与治疗新进展 [M]．北京：科学技术文献出版社，2019.

[22] 张玉彬．心脏康复治疗对改善慢性心力衰竭患者的心肺功能、生存质量分析 [J]．中外医疗，2021，40（11）：80–82.

参考文献